歯科衛生士のための
補綴科アシストハンドブック

第2版

鶴見大学名誉教授　**宮田孝義**
鶴見大学歯学部　**三浦英司**

学建書院

第 2 版第 3 刷発行にあたって

2008 年秋に初版を発行以来，多くの読者の好評を得て，この 16 年間に第 2 版第 3 刷まで版を重ねることができました．今回，増刷の機会を与えられ，全面的な見直しを行いました．本書のコンセプトである 1 ページごとにコンパクトにまとめる編集はそのままに，臨床で用いる器具や材料を新しいものに差し替え，新たに特殊な補綴装置，口腔機能の検査のページを設けました．また，より実践的なイメージが伝わるよう臨床写真を増やしました．

本書が，歯科衛生士を目指す学生や現場で働く歯科衛生士の皆さんが補綴臨床を学び実践するうえで，お役に立てば幸いです．

2024 年 3 月 　　　　　　　　　　　　　　　　　　　　　　　　三浦　英司

はじめに

近年，歯科補綴診療は，材料や術式の開発によりめざましい進歩がみられます．本書は，現在の補綴診療における一般的な材料ならびに基本的な臨床術式を，歯科衛生士の視点でアトラス的に簡潔にまとめてみました．全体をクラウン・ブリッジ編とデンチャー編に分け，それぞれの臨床ステップを，できるだけ 1 ページにコンパクトに編集しました．さらに，臨床実習の副読本として現場で有効に活用できるように A5 判にしました．

写真と説明文を見て，複雑な臨床術式が，ただちに習得できるわけではありませんが，目で見て「なぜそうするのか」を考えていただきたいと思います．そうすることにより，よりいっそう臨床の理解が深まるものと思います．

また，術式や材料も，ここにあげたものがすべてではありません．大学病院で使用しているものを基本に選びましたが，歯科医院によっては，異なる材料や術式が使われています．さらに，歯科衛生士の皆さんの工夫によって，本書と異なる術式も当然あるかと思います．くわしくは成書を参考にされることを望みます．

本書が，歯科衛生士を目指す学生のみならず，一線で活躍している歯科衛生士にとっても，補綴臨床の実践テクニックを再考し，さらに飛躍する一助になれば幸いです．

2008 年 7 月 　　　　　　　　　　　　　　　　　　　　　　　　宮田　孝義

もくじ　クラウン・ブリッジ編

歯冠修復治療の流れ……………………………………………2
歯髄診断器………………………………………………………3
浸潤麻酔…………………………………………………………4
電動注射器………………………………………………………5
ミニタービン，ショートシャンクバー………………………6
ロングシャンクバー……………………………………………6
口腔内バキューム………………………………………………7
築造窩洞形成……………………………………………………8
咬合採得…………………………………………………………9
仮 封 材…………………………………………………………10
築造体の合着……………………………………………………11
間接法レジンコア………………………………………………11
レジンコア材料…………………………………………………12
レジンコアに用いられる既製ポスト…………………………13
メタルコア………………………………………………………14
プロビジョナルレストレーション……………………………15
仮 着 材…………………………………………………………16
圧 排 糸…………………………………………………………17
止 血 剤…………………………………………………………17
印 象 材…………………………………………………………18
オートミキサーとカートリッジタイプの連合印象…………19
ゼロシールとインジェクションを用いた連合印象…………20
各個トレー（個歯トレーと個人トレー）を用いた連合印象…………21
パテタイプを用いた連合印象…………………………………22
寒天アルジネート連合印象……………………………………23
クラウンの試適・調整…………………………………………24
合 着 材…………………………………………………………25
前装冠修理………………………………………………………30
各種プライマーと表面処理材…………………………………32

CAD/CAM 冠…………………………………………………33
クラウンの種類…………………………………………………34

v

デンチャー編

部分床義歯患者の診療過程 ···36

概形印象採得 ···38

アルジネート印象材の練和 ·····································39

アルジネート印象（下顎）·······································40

アルジネート印象（上顎）·······································42

石膏の注入 ···43

全部床義歯のモデリングコンパウンドによる概形印象 ·······44

レストシート，ガイドプレーンの形成 ···············45

義歯の印象／筋形成 ···45

シリコーン印象材の練和 ···46

基準平面 ···47

咬合採得 ···48

フェイスボウ（顔弓）による記録 ·······················50

ゴシックアーチ描記 ···51

前歯部人工歯の選択 ···52

仮床（蠟義歯）試適 ···53

メタルフレームの試適 ···53

義歯の装着 ···54

義歯の切削 ···55

適合試験 ···56

義歯装着時の指導 ···58

義歯修理 ···60

ティッシュコンディショナー（粘膜調整材）·······61

直接リライン ···62

アタッチメント ···64

ノンメタルクラスプデンチャー ···························65

インプラント ···66

特殊な補綴装置 ···69

口腔機能の検査 ···70

口腔内写真撮影のポイント ·····································73

本書に記載した器具・材料一覧 ···························76

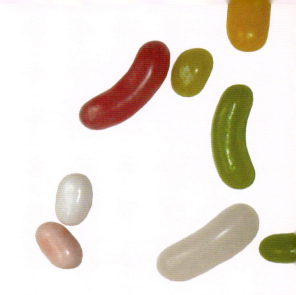

クラウン・ブリッジ編

歯冠修復治療の流れ

1回目 築造窩洞形成・印象採得・仮封またはプロビジョナルレストレーションの装着

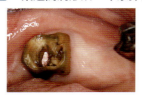
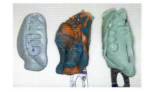

2回目 築造体装着・支台歯形成・個歯トレー用印象・プロビジョナルレストレーションの装着

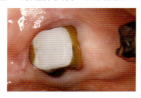

3回目 個歯トレー調整・精密印象・対合印象・咬合採得

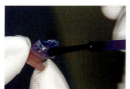
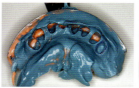
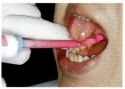

4回目 クラウンの試適，調整・仮着または合着

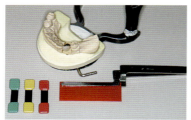
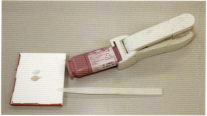

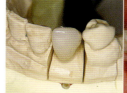
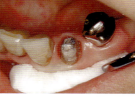
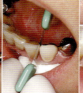
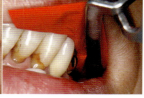

歯髄診断器

パルプテスター

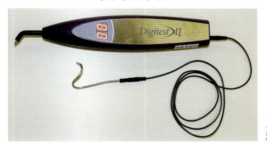

唇，頬側の歯面へ
（歯磨剤などの伝導性のあるペーストをつける）

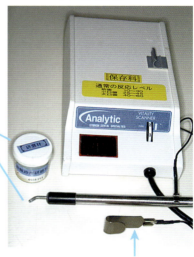

もう一方は排唾管につなぐ

デジテストⅡ

スタートボタンを押すと徐々に電気刺激が強くなるハンディタイプの診断器

パルパー：歯髄診断用歯牙冷却材

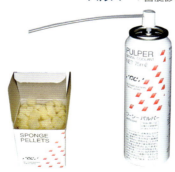

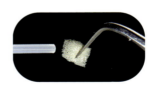

パルパーを数秒吹きかけたスポンジを，歯面につけ診断する

冷エアゾールを主成分とした，歯髄診断のための歯牙冷却材で，冷水反応，歯髄の生死の判定を簡単に行うことができる

3

浸潤麻酔

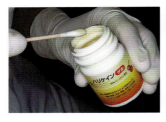 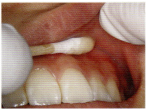

表面麻酔薬(ハリケイン®：ベンゾカイン)を，綿棒にて刺入点に塗布

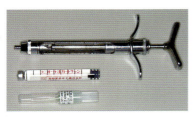 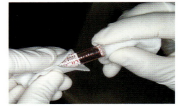

上から，注射器，カートリッジ，針

麻酔薬のカートリッジを，アルコールワッテにて消毒

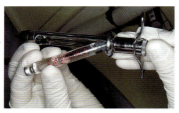 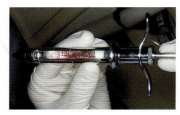

ピストン部を引いてカートリッジを後部から入れる

カートリッジが注射器にしっかり装着されていることを確認する

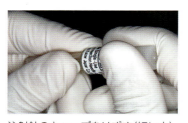 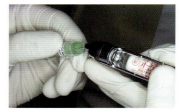

注射針のキャップをはずす(短い方)

注射針をねじ込む

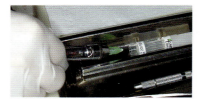

使い終わった注射器にキャップをする場合は，キャップを指で持ってはめてはいけない
キャップをバット上に置いて，針ですくい上げるようにしてキャップをする

電動注射器

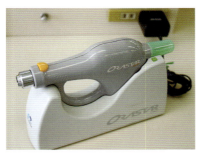

電動注射器は
- 細い針を使うことができる
- 一定のスピードでゆっくりと麻酔液を注入できる
  → 麻酔時の痛みを少なくすることができる

術者も麻酔時に強い力が不用なので，
患者，術者，両者にとって優しい注射器である

充電式

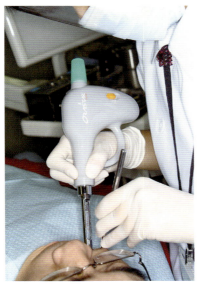

オーラスター

ペングリップで持ち
人差し指でスタートボタンを押す

アネジェクト

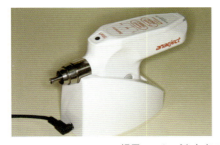
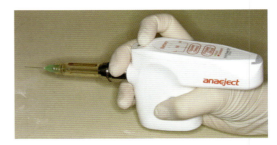

軽量，コンパクトなコードレス注射器
注入速度をコンピューターが自動的にコントロールする

ミニタービン，ショートシャンクバー

ミニタービンを用いるときは，必ずショートシャンクバーを用いる

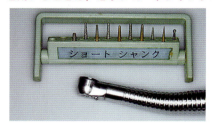

口が開きにくい患者の第二大臼歯を形成するときは，ミニタービンを用いると形成しやすい

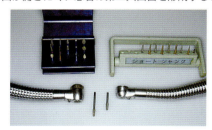

左は通常のタービンとバー，右はミニタービンとショートシャンクバー

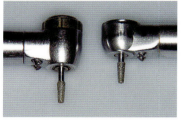

ミニタービンのほうが，全体で約5mm小さくなる

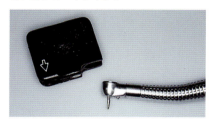

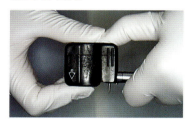

ミニタービンのバーの着脱には「バー抜き」を用いる

ロングシャンクバー

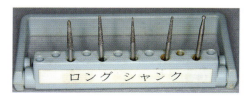

歯冠長が長い場合に用いる

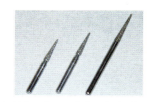

左から，ショートシャンクバー，通常，ロングシャンクバー

口腔内バキューム

- **視界をさえぎらない**
  アシスト側から見えても，術者から見えないことがある
- **タービンの動きを妨げない**
  バキュームチップが当たり，タービン形成の邪魔になる
- **勝手にバキュームを動かさない**
  予期しない動きにより，頬粘膜や舌を傷つけてしまう

スリーウェイシリンジを使ってみよう

左下の大臼歯部の形成例

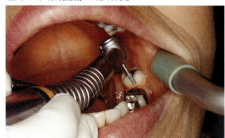

術者は，右手にタービン，左手には舌を除けるためにミラーを持つ

アシスタントは，頬側にバキュームを置き，吸引する

ときどき頬粘膜を吸い込んでしまう

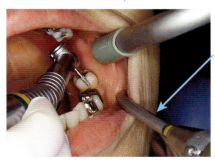

スリーウェイシリンジで頬粘膜を引く，視界が広くなると同時に，頬粘膜を吸い込む危険性が少なくなる

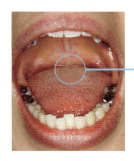

軟口蓋，咽頭部，舌根部は嘔吐反射を起こすので，この部分はさけて吸引する

築造窩洞形成

ポストの形成

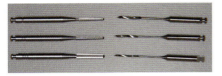

根管形成バー（左）とピーソーリーマー（右）

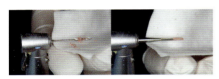

ピーソーリーマーや根管バーに付着した根管充填材を，アルコールワッテで拭く

歯肉が被っているときは電気メスを使用する

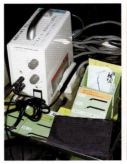
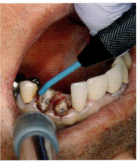

電気メス
患者の背中とユニットの間にアースを設置
切除部位を乾燥し，バキューム吸引を行う

築造窩洞の印象採得

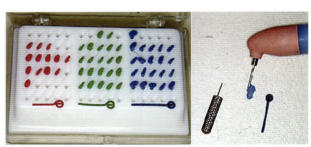

**寒天アルジネート印象の場合は
ポスト補強ピンを用いる**
左から長さ　9 mm（赤）
　　　　　12 mm（緑）
　　　　　14 mm（青）

シリコーン印象の場合は，極細シリンジまたはスクリューバー（レンツロ）を用いる

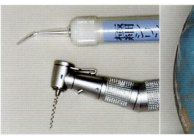
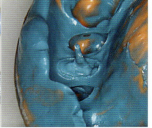

シリコーンによる連合印象

8

咬合採得

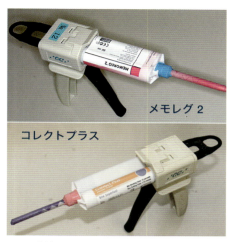
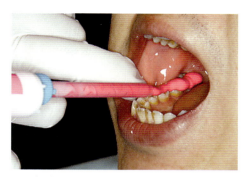

メモレグ2

コレクトプラス

付加型シリコーンの咬合採得材

下顎歯列の咬合面にバイト材を注出し，咬頭嵌合位（奥歯）で咬んでもらう

コレクトプラスは硬化時間が短いので注意する
（操作余裕時間 30 秒，口腔内保持時間 45 秒）

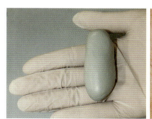
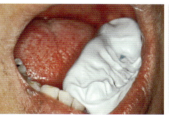
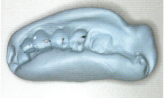

シリコーンパテタイプの印象材を用いて咬合採得を行う場合もある

左から，シリコーンパテタイプのバイト
　　　　築造窩洞のシリコーン連合印象
　　　　対合歯のアルジネート印象

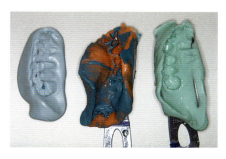

9

仮封材

ストッピング

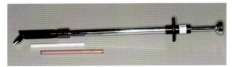

ストッピングキャリアーとテンポラリーストッピング

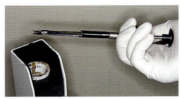 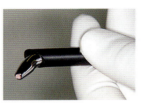

加熱後，先端までカバーをかぶせる（火傷防止）

キャビトン（水硬性仮封材）

唾液や水により硬化する
内部は約30分で硬化

エバダインプラス（レジン系仮封材）

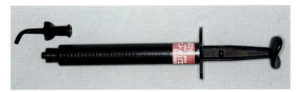

光照射（10～20秒）により硬化する

デュラシール（レジン系仮封材）

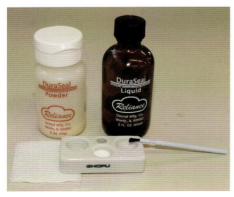

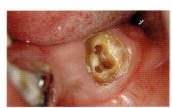

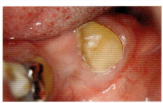

筆積み法により仮封を行う

築造体の合着

窩洞の清掃

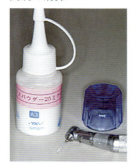
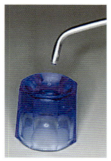
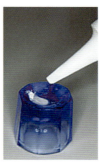
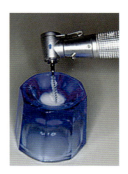

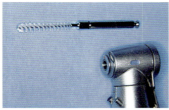
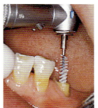

仮封材の除去，超音波スケーラーによる清掃を行ったあとに，**アルミナパウダー**を水で溶き，**ポスト用ブラシ**につけ，窩洞を清掃する．レジンの接着力が向上する

間接法レジンコア

間接法レジンコアの印象採得には，**寒天アルジネート印象**を行う
→シリコーン印象を行うと，窩洞内がオイルで汚染されて，接着力が落ちる

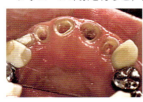
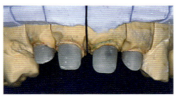
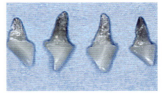

ステンレスポストの入った
レジンコア

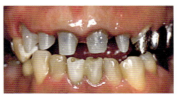

11

レジンコア材料

DC コア オートミックス 直接法や間接法のレジンコアに用いられる

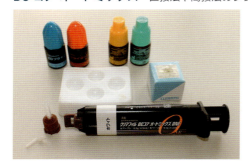

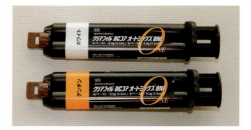

コア用レジンはデンチンとホワイトを症例により使い分ける

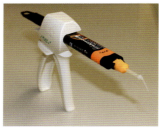

ディスペンサーを用いることもできる

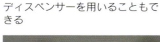

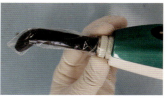

ガイドチップ
左が太，右が細

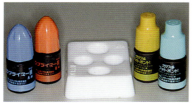

歯面処理剤（ED プライマーⅡ）とボンディング材（フォトボンド）
ボンディング材は使用する直前に出す

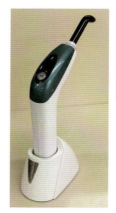

光照射器

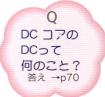

光照射器使用時にはカバーを装着する

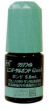

1 液性のボンディング材
歯面処理とボンディング材が一体となっているため，操作性に優れる．

> Q
> DC コアの DC って何のこと？
> 答え →p70

レジンコアに用いられる既製ポスト

金 属 製

ADポストⅡ

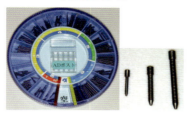

ステンレス製の歯科用ポスト材
表面はサンドブラスト処理がされている
サイズが20種類（直径と長さ）

FKGスクリューポスト

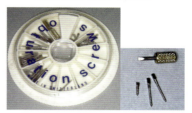

ネジが切られているポスト
（専用のドライバー）

グラスファイバー製（ファイバーポスト）
- 弾性係数が象牙質と近似しているため，応力集中が起こりにくい
- レジンセメントやレジンコア材料との接着性に優れている
- 白色または半透明であるため，オールセラミッククラウンの審美性が向上する

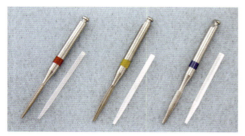

ファイバーポストの直径と同じ径のドリルを用いて形成する（左から，Φ1.2，1.4，1.6mm）

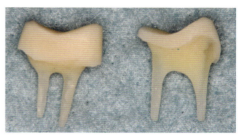

ファイバーポストを用いた間接法のレジンコア

ファイバーポストを用いた直接法による支台築造

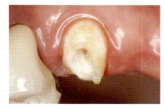

築造窩洞形成が終了

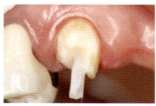

ファイバーポストを切断，試適

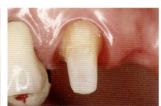

レジンにより支台築造，形成

メタルコア

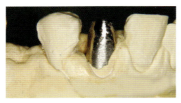 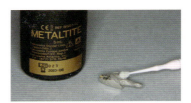

金銀パラジウム合金で製作されたメタルコアは，アルミナサンドブラスト処理後，貴金属合金用の接着プライマーを塗布しレジンセメントにて合着する

コアの装着には混和法のスーパーボンドが適している

 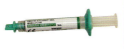 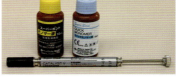 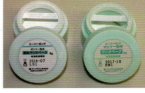

象牙質には緑の表面処理材を用いる　　左側はノーマル，右側は硬化時間が短縮できるクイックモノマー液　　ラジオオペークにはX線造影性がある

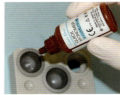 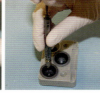 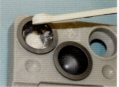 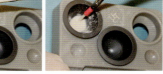

モノマー4滴にキャタリスト1滴（キャタリストは垂直に滴下）　　ポリマーは計量スプーン小カップ1杯　　筆で軽く混和し，練和しないこと

マイクロシリンジ

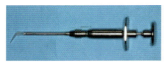

根管内にレジン泥を注入するのに便利である

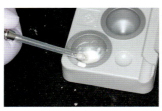 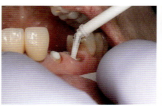 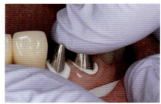

14

プロビジョナルレストレーション

自家製のプロビジョナルレストレーション

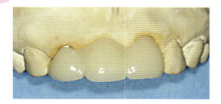 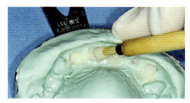

築造体と一緒に，あらかじめ模型上でプロビジョナルレストレーションを製作しておく

歯を削る前にアルジネートで印象採得しておき，形成後，印象に即時重合レジンを流し込み，形成歯に圧接する

既製のプロビジョナルレストレーション

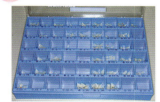 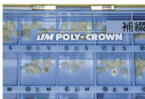 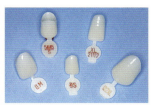

ポリカーボネート製：内面に即時重合レジンを盛り，合わせる

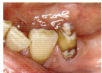 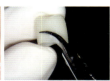 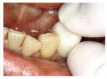 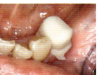

支台歯にワセリンの塗布　　試適しながらハサミで切って調整　　　　即時重合レジンをみたし，圧接

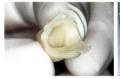 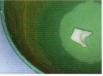 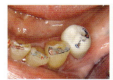 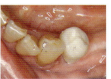

口腔内から撤去し，温水中にて硬化させる　　　　　　形態修正，咬合調整，研磨

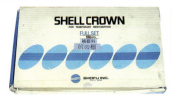 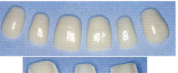
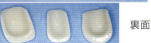

裏面

前歯の唇側面だけのプロビジョナルレストレーション

仮 着 材

テンポラリーパック（非ユージノール系仮着材）

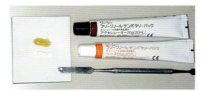

口腔内で3分で硬化

ハイボンドテンポラリー（カルボン酸系仮封セメント）

ソフト（軟性）
（短期間，約1週間）

ハード（硬性）
（長期間，3週間程度）

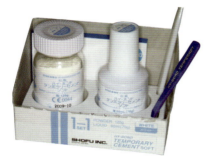
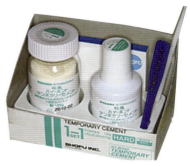

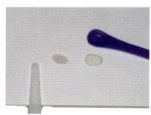

液に粉を一度に混ぜてしまうと硬くなりすぎるので，少しずつ加える
（稠度をみながら！）

仮着の場合は歯面を乾燥させない
（外れにくくなるため）

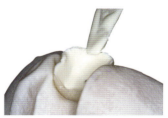

圧 排 糸

シュアーコード

歯肉を圧排することにより，歯周縁下マージンの印象採得を確実に行う

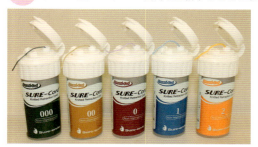

左から
#000（直径0.65 mm）
#00（0.75）
#0（0.90）
#1（1.10）
#2（1.25）

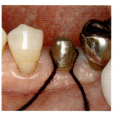

支台歯1周分の長さには
2～3 cm あれば十分

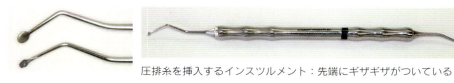

圧排糸を挿入するインスツルメント：先端にギザギザがついている

止 血 剤

歯肉縁下の形成や歯肉切除などにより，歯肉から出血したままの
状態では印象採得が行えない．このような場合に止血剤を用いる

TDゼット

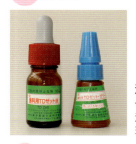

液タイプ（左）
ゼリータイプ（右）
液タイプは圧排糸や綿
球に浸して使用する

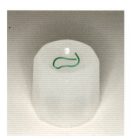

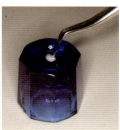

クイックスタット

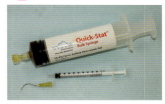

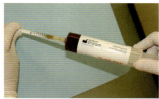

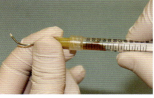

専用シリンジのピストン部を引いて止血剤を吸う　　先端に専用のチップをつける

17

印象材

超高粘度パテタイプ
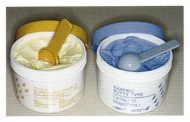

中粘度レギュラータイプ
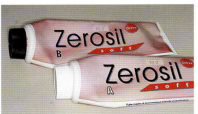

パテタイプとゼロシールはおもに連合印象の概形印象に使用する

中粘度レギュラータイプ
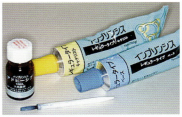

低粘度インジェクションタイプ
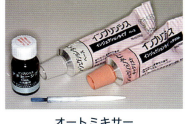

カートリッジタイプ（低粘度）
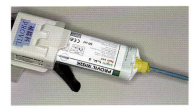

オートミキサー
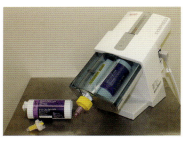

室温が高い，個歯トレーの数が多いなど，印象材の硬化時間に余裕をもたせたい場合は，冷蔵庫で冷やした印象材を用いる
硬化遅延材は用いない

印象法と印象材の組み合わせ例

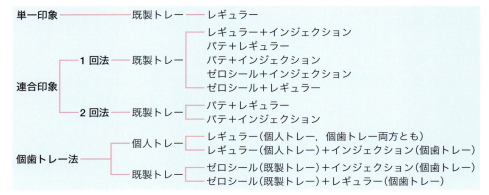

オートミキサーとカートリッジタイプの連合印象

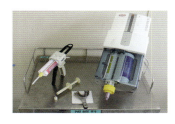

シリコン印象材（フュージョン）のオートミキサー

モノフェイズ（紫）：高粘度，歯列全体
ウォッシュ（ピンク）：低粘度，支台歯

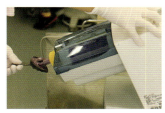

既製トレーにオートミキサーの印象材を盛る

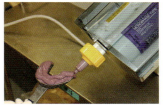

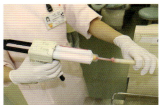

カートリッジから印象用シリンジに印象材を注入する

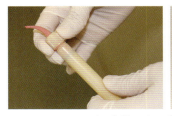

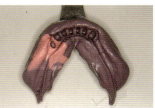

シリンジに先端のチップを装着し，術者へ渡す

One point

シェード・テイキング

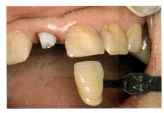

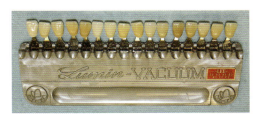

前装冠やオールセラミック冠の場合は歯の色を選択しなくてはならない
一般に VITA のシェードガイドが用いられる

ゼロシールとインジェクションを用いた連合印象

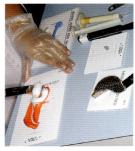

最初にゼロシールを練る

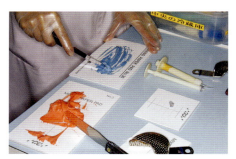

つぎにレギュラーを練り，気泡を抜き，シリンジに注入する

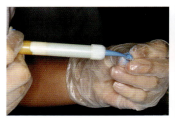

個歯トレーに，印象材をみたし，シリンジとともに術者に渡す

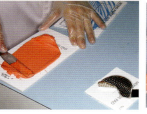

ゼロシールの気泡を抜き，トレーに盛る

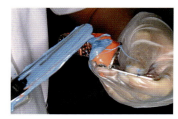

あまったレギュラーをゼロシールの上にのせ術者に渡す

One point

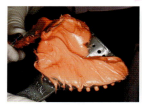

冠橋義歯の印象採得の場合，歯列部分の印象が採れればよいので，上顎全顎のトレーでも，口蓋部分に印象材を盛らないことが多い

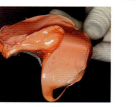

印象の硬化待ちの時間に，プロビジョナルレストレーションの仮着材を探針や超音波スケーラーで除去する

各個トレー(個歯トレーと個人トレー)を用いた連合印象

個人トレーと個歯トレー

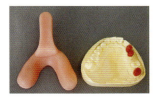

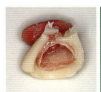
即時重合レジンで
マージン合わせ

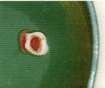
お湯で硬化促進

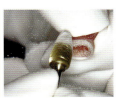
トリミング
レジンの切削片をエアーで吹き飛ばす
術者,患者にかからないようにスリーウェイシリンジの向きに注意!

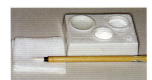
個歯トレーの調整には,歯冠色(A2 or A3)の即時重合レジンを用いる

Q 個歯トレーはピンク色なのに,マージン合わせに歯冠色のレジンを使うのはなぜ？　答え →p70

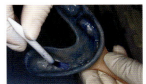
個人トレー,個歯トレーに接着材を塗布

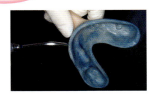
エアーシリンジで接着材を乾燥させる

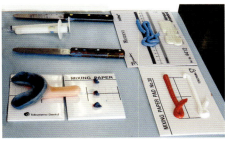

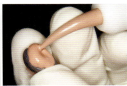

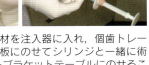
インジェクション印象材を注入器に入れ,個歯トレーを印象材でみたし,練板にのせてシリンジと一緒に術者に渡す(個歯トレーをブラケットテーブルにのせることもある)

個人トレーには,レギュラータイプ(青)を
個歯トレーには,流動性の高いインジェクションタイプ(茶)を用いる

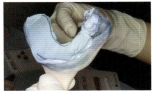
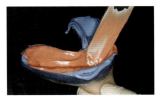
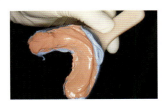

レギュラー印象材を個人トレーに盛り,その上にあまったインジェクション印象材を盛り,術者に渡す

21

パテタイプを用いた連合印象

パテの練和は，プラスチックグローブで行う
ラテックスを用いるとパテの硬化が阻害される

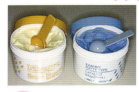 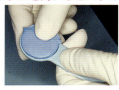

計量カップを用いて，指で擦り切る

1回法
- インジェクションやレギュラータイプの印象材を練り，シリンジに入れて術者に渡す
- パテを練り，トレーに盛ったら，その上に残ったレギュラーを盛り，術者に渡す

 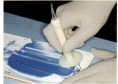 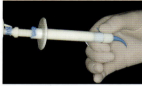 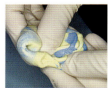

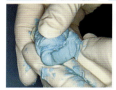 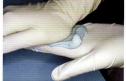 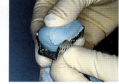 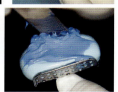

手の熱で硬化しないように，指先で折りたたむように練和する｜均一になったら手の平で伸ばし，気泡を抜く｜ロール状にし，トレーに盛る｜レギュラータイプ印象材を盛る

2回法
- 一次印象でパテを練り，概形印象を行う
- 二次印象材のスペーサーとして濡らしたガーゼやポリエチレンフィルムを用いることもある
- 二次印象は，インジェクションを練和後，先にシリンジを術者に渡す
- つぎに，残った印象材をパテの上に盛り，術者に渡す

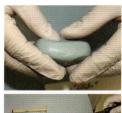 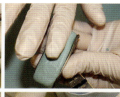 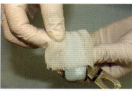 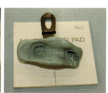

 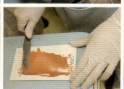 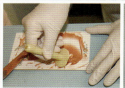 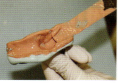

寒天アルジネート連合印象

寒天印象材

寒天の溶解，安定に時間がかかるため，診療 20 分前には準備を行う

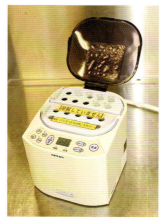

寒天の加温器

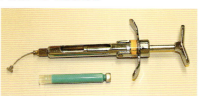

寒天専用シリンジと寒天カートリッジ

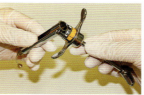

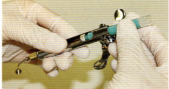

溶解したカートリッジのシリンジへの挿入方法

寒天アルジネート連合印象採得

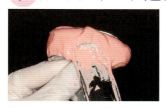

最初にアルジネート印象材を練和しトレーに盛る

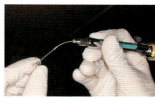

シリンジにカートリッジを挿入しピンを抜く（先にピンを抜いておいてもよい）

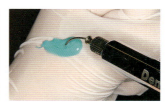

寒天が溶解しているか確認する

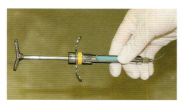

先に寒天を術者に渡す

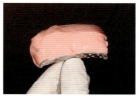

シリンジを受け取ったらアルジネートを渡す

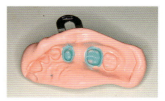

23

クラウンの試適・調整

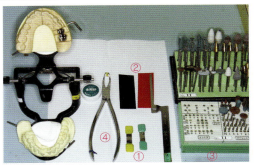

クラウン装着時の準備
① コンタクトゲージ
② 咬合紙(赤, 青)
③ 各種バー類
④ リムーバルプライヤー

プロビジョナルレストレーションの除去, 支台歯の清掃

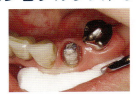
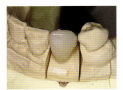

Q
クラウンって
どんな種類が
あるの？
答え →p70

クラウンの試適, コンタクト調整

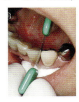
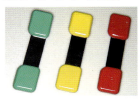

コンタクトゲージ
厚み
緑： 50 μm
黄：110 μm
赤：150 μm

咬合調整

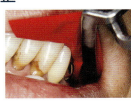
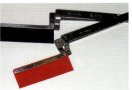

咬合紙
赤：咬頭嵌合位
青：偏心位

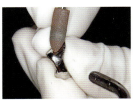

クラウンなど金属の切削, 研磨
時は, 熱くなるのでエアーシリ
ンジで冷却する

合着材

接着性レジンセメント（パナビア V5）

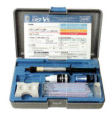

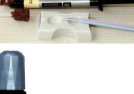

補綴物用プライマー
シランカップリング剤と金属
接着処理剤の両者を含有

支台歯用プライマー
1液性の処理剤で歯質,
レジンコアに塗布

金属接着性プライマー
貴金属コアに塗布

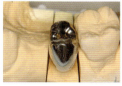
金銀パラジウム合金の全部金属冠

冠内面のサンドブラスト処理を行う

プライマーを準備

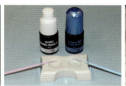
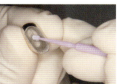
補綴物用プライマーを塗布, 乾燥

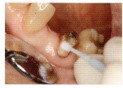
支台歯用プライマーを塗布20秒処理, 乾燥

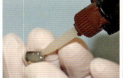
レジンセメントの塗布

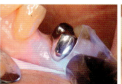
装着, 余剰セメントを除去し, 光照射

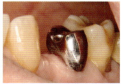
3分間保持し, 最終硬化させる

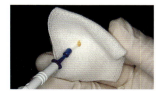
筆で余剰レジンを除去するときは,
ガーゼを差し出し, 筆先を拭う

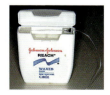
隣接面のレジン除去には
デンタルフロスを用いる

接着性グラスアイオノマー系レジンセメント（フジルーティングEX）

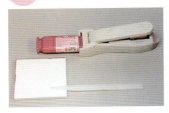
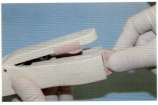
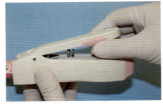

ディスペンサーの端の安全ツマミを回してから操作を開始する

ピンクのストッパー部分を前後にスライドさせて量を調節する

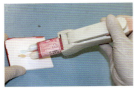
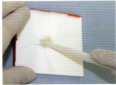
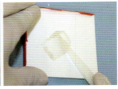
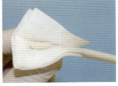

練和紙を広く使用し，10秒間しっかり練り上げる

スパチュラは，すぐにアルコール綿で拭く

接着性レジンセメント（ブロックHCセム）

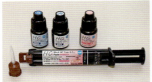
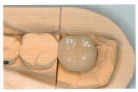
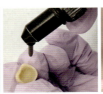

CAD/CAM冠のレジンブロックに高い接着力をもつレジンセメント

サンドブラスト処理後，リン酸エッチングを行う

HCプライマーを塗布，エアー乾燥する

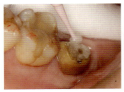
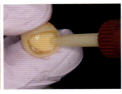
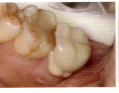
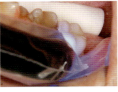

支台歯にプライマーA，B液を混和，20秒放置後，弱圧で乾燥する

レジンペーストを注入

支台歯に圧装し，1〜2秒間光照射し，余剰セメントを除去する

余剰セメント除去後，再び光照射する

26

接着性レジンセメント (レジセム)

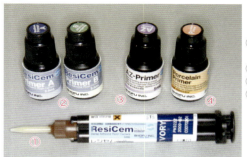

①ペースト(オートミキシング)
　クリア，アイボリー，オペーク(金属色の遮蔽)
②プライマー A，B　　：窩洞，支台歯の処理
③AZ プライマー　　　：アルミナ，ジルコニア
④ポーセレンプライマー：陶材，
　　　　　　　　　　　　硬質レジン
　　　　　　　　　　　　（ジャケット冠，インレー）

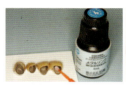 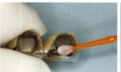 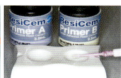 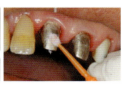

鋳造冠は金属用プライマーを塗布　　　　　　　支台歯の状況に応じた表面処理を行う

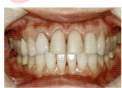 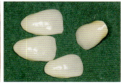 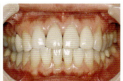 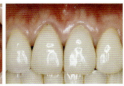

ペーストを冠内面に塗布　　支台歯に圧接後，2〜3 秒間の光照射により余剰部分が除去しやすくなる
　　　　　　　　　　　　化学重合による硬化時間は約 4 分

One point

ラミネートベニアとは

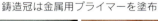
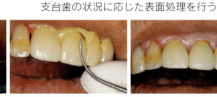
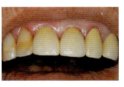

エナメル質を約 0.5 mm 削って，薄いシェル状のセラミックを貼り付ける方法

27

One point

ブリッジの合着

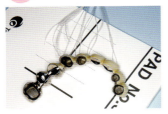
ブリッジの連結部にデンタルフロスを緩く結びつける

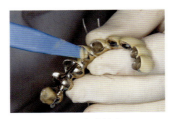
セメントを注入

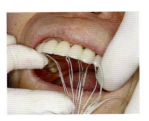
口腔内に装着

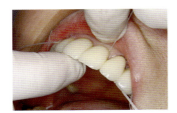

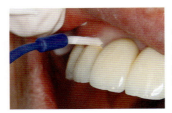

デンタルフロスをほどき，そのフロスを用いてポンティック底面や鼓形空隙を，また小筆などを用いて余剰セメントを除去する

セラミックの研磨

ポーセレンの研磨器材

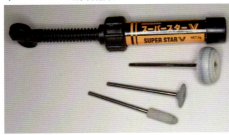

スーパースターⅤ
艶出し研磨

グレーシリコンポイント

ジルコニアの研磨器材
ジルコニアの表面を滑沢に研磨しないと対合歯が摩耗してしまう

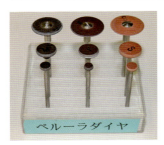

左から
M：荒削り
F：細削り
S：艶磨き

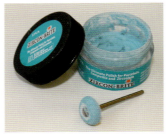

艶出し研磨

One point
プロビジョナルレストレーションや試適中の冠の撤去

リムーバルプライヤー

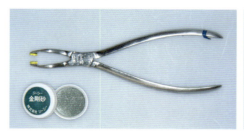
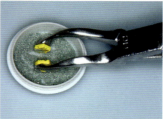
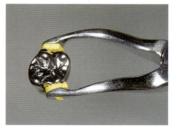

プライヤーの先端に滑り止めのゴム(黄色)がついている
金剛砂をつけることにより冠をしっかり保持することができる

インレークラウンリムーバー

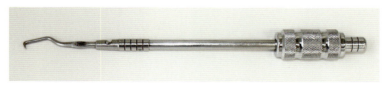

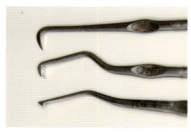
ポイント(先端部分)は適宜交換して使用する

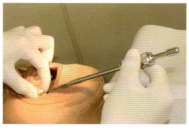
補綴物に瞬間的に強い力が加わるので,撤去物を誤飲,誤嚥させないように注意する

29

前装冠修理

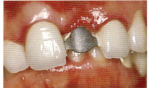

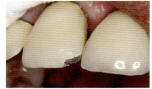

陶材焼付冠や硬質レジン前装冠
の破損

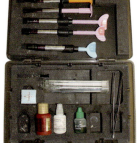

C&B リペアープレミオキット

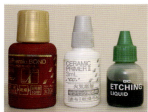

左から
光重合型ボンディング材
　1液性のボンディング材
セラミック接着用プライマー
　シランカップリング材
エッチング液
　被着面清掃

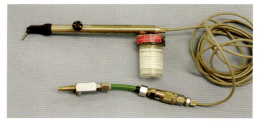

マイクロエッチャー
（口腔内用のサンドブラスト）
金属面の表面処理に用いるが，口の中が
砂だらけになるので必ずバキュームを用
い，顔にはタオルをかける！

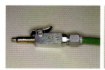
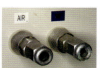

ユニットのエアーのジャックとつなぐ

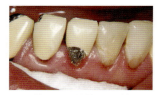
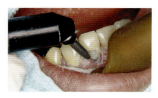
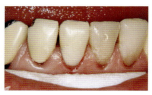

硬質レジン前装冠の破損　　マイクロエッチャーによる金属　　硬質レジンを築盛し修理終了
　　　　　　　　　　　　　面のサンドブラスト処理

One point

メタルコアなどポストの除去

兼松式合釘抜鉗子（2本1組，左：外鉗子，右：内鉗子）　　**レスキューボード**（根面保護板）

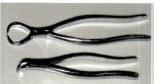 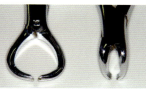 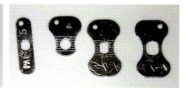

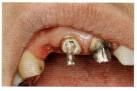 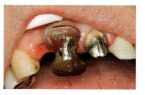

メタルコアの歯冠部分を削る　　歯根破折防止のためレスキューボードを入れる　　まず内鉗子でポストを把握し，次に外鉗子を内鉗子とレスキューボードの間に入れ，クサビ作用でポストを抜く

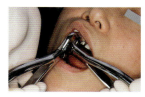 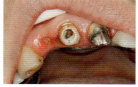

リトルジャイアント

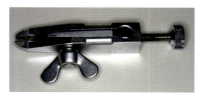 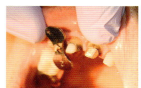 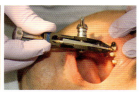

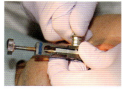 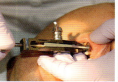 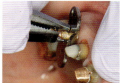 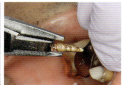

蝶ボルトを締めポストを把握する　　上部のボルトを回しコルクの栓抜きの要領でポストを引く抜く

各種プライマーと表面処理材

金属接着プライマー

レジンセメントを用いて，メタルコアやクラウンを合着する際，金属に塗布する
金属部分は，サンドブラスト（アルミナ）処理を行ったあとにプライマーを塗布する
貴金属用と貴金属および非貴金属両者に有効なものがあるので注意すること

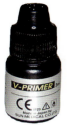 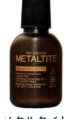 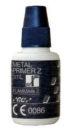 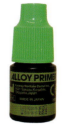

Ｖプライマー　　メタルタイト　　　　　メタルプライマーＺ　アロイプライマー　　メタルリンク
　　　　　　　　貴金属合金　　　　　　　　　　　　　　貴金属合金，非貴金属合金

歯質の表面処理材

エナメル質と象牙質の場合では，処理材や処理時間が異なる
さらに，歯質の汚染状態によっても異なる

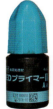 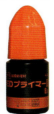 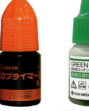 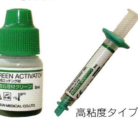 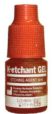

ＥＤプライマーⅡ　　　グリーンアクチベーター　　　　Ｋエッチャント　レッドアクチベーター
エナメル質・象牙質用　　象牙質用　　高粘度タイプ　　　　　　　　　エナメル質用（リン酸）

シラン処理

陶材やハイブリッドセラミックスを，レジン系接着材で接着する場合や，修理するときは，
修復物表面をシランカップリング剤で処理する

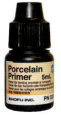 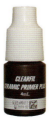 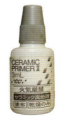 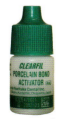

ポーセレン　　　セラミックプライマー　セラミックプライマーⅡ　ポーセレンボンド
プライマー　　　プラス　　　　　　　　　　　　　　　　　　　　アクティベーター
　　　　　　　　　　　　　　　　　　　　　　　　　　　　　　　ボンディング材やプラ
　　　　　　　　　　　　　　　　　　　　　　　　　　　　　　　イマーと混和して使用

CAD/CAM 冠

CAD/CAM（Computer Aided Design/Computer Aided Manufacturing）とは，コンピュータを用いて設計，製作を行うことである

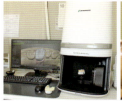
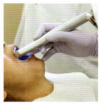
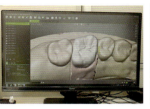
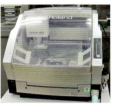

石膏模型　　　　　　　口腔内

SCAN：計測　→　CAD：設計　→　CAM：製作（ミリングマシン）

CAD/CAM 冠

CAD/CAM 冠は金属，樹脂，セラミックなどのブロックを器械で削りだして製作する

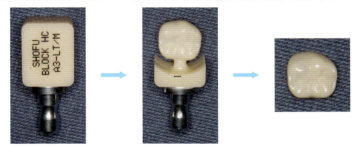

口腔内スキャナー（光学印象）

コンピュータへのデータの取り込みは，通常通り口腔内の印象採得を行い模型を製作し，その模型をスキャンする方法と口腔内を直接スキャンする方法（光学印象）がある
光学印象では，印象材，模型材が不要で患者の負担も少なく，時間短縮をはかることが可能である

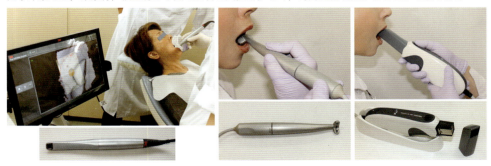

各種口腔内スキャナー

33

クラウンの種類

全部被覆冠：歯冠全体を被覆するクラウン
①全部金属冠：金属材料で鋳造あるいはCAD/CAMにより製作

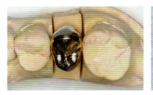 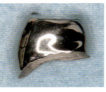 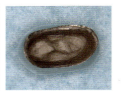

②前装冠：審美性の要求される部分を歯冠色の材料を使用したクラウン

陶材焼き付け冠
前装に陶材を用いたもの

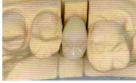 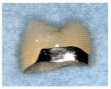 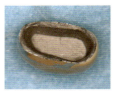

レジン前装冠
前装に硬質レジンを用いたもの

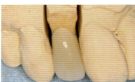 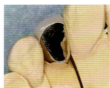 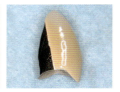

③ジャケット冠：レジン，陶材，ジルコニアなど歯冠色材料のみで製作したクラウン

オールセラミック冠
セラミック単体あるいはフレームと前装がセラミックにより製作

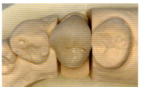 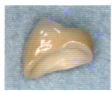 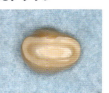

CAD/CAM冠
陶材，レジンなどのブロックを切削加工により製作

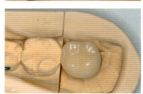 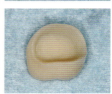

部分被覆冠：歯冠の一部を被覆するもの
ブリッジの支台装置として用いられることが多い

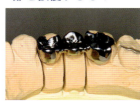 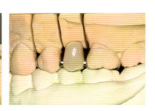

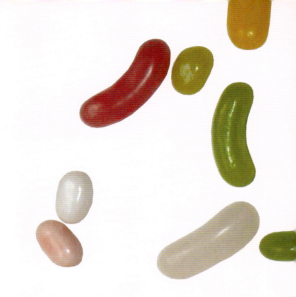

デンチャー編

部分床義歯患者の診療過程

1回目 診査・概形印象採得

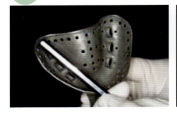
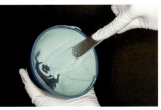
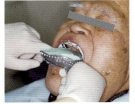

2回目 前処置（ガイドプレーン，レストシート形成）・精密印象採得（筋形成）

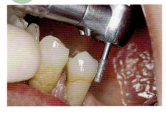
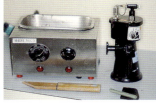
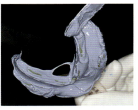

3回目 咬合採得・人工歯の選択

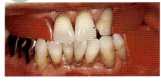
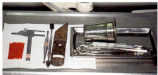
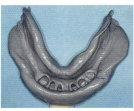
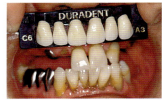
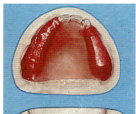
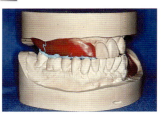
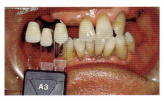
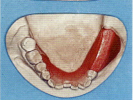

4 回目　仮床試適（蠟義歯の試適）

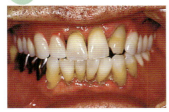
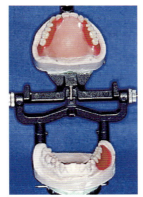

5 回目　義歯装着・調整

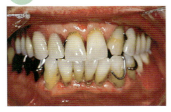
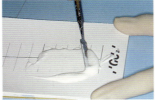
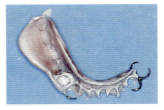

義歯の取り扱い指導

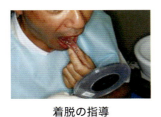
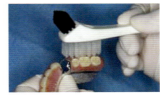

着脱の指導　　　　機械的清掃　　　　化学的清掃

概形印象採得

既製トレー

有歯顎用トレー

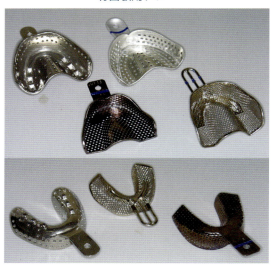

無歯顎用トレー

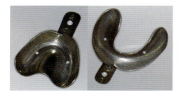

モデリングコンパウンド用

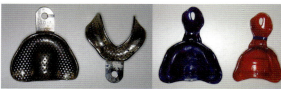

アルジネート用

局部用トレー

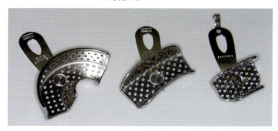

前歯部用　　　片顎用　　　1歯用

アルジネート印象材の練和

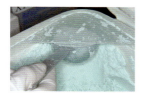

アルジネート粉末を取るときは「フワッ」とした状態で！
「ギューギュー」はダメ

あらかじめ，ラバーボウル，スパチュラの水滴を取る
（混水比に影響があるため）

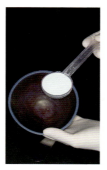

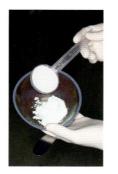

最初にアルジネート粉末を計量し，つぎに水を入れる

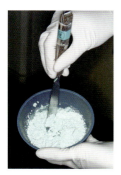

スパチュラを立て，水と粉を馴染ませる

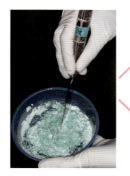

この時点で硬さを予想し，粉，水を足して調整する

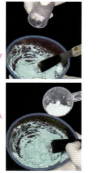

スパチュラを立て，よく混ぜ合わせる

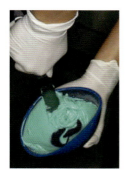

混ざり合ったら，ラバーボウルの壁面に，なすりつけるようにして練る

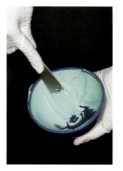

スパチュラを寝かせてラバーボウルの壁面で気泡をつぶす

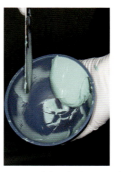

アルジネートを1か所に集め，術者が取りやすいようにする．術者が取ったあと，再びアルジネートを集めておく

39

アルジネート印象（下顎）

ポジション

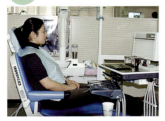 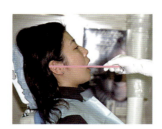 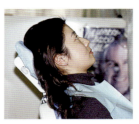

口を開けたときに，下顎の咬合平面が床とほぼ平行になるようにヘッドレストの角度，高さを合わせる

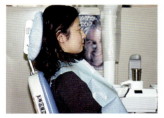 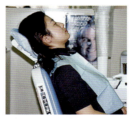

前に倒すと口が開かない

後ろに倒すと，喉に印象材が流れやすく，気持ち悪くなる

トレーの選択

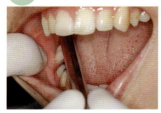 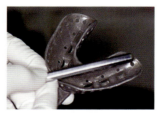 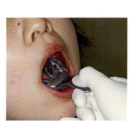

ミラーの柄の部分を用いて，中切歯から第二大臼歯までの距離を測る

計測した長さを参考に，トレーの大きさを選ぶ

トレーを口腔内に試適し，当たりを調べる

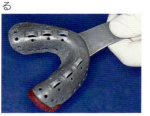 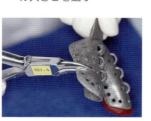

短い場合は，ユーティリティワックスなどで延長する
トレーの幅の調整は，プライヤーを用いて行う

印象採得　トレー圧接時に，舌を上げて，上唇を左右に舐めてもらう

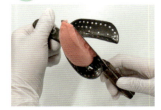
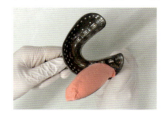
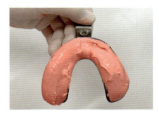

気泡が入らないように，印象材を大きな塊で取り，舌側または頬側からトレーへ盛り上げる

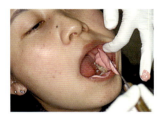
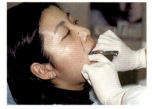
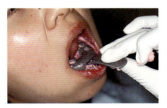

気泡ができやすい部位には，滅菌用スパチュラを用いてあらかじめ印象材を入れる　　左右側臼歯部をしっかり押さえる　　柄を持って押さえたり，咬んでもらうのはダメ！

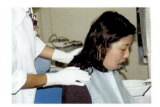
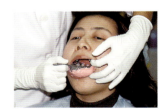

気持ち悪いときは前屈みに　　トレーの出し入れは斜めに

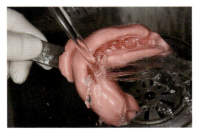
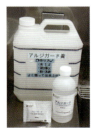
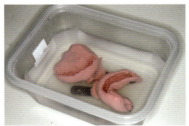

印象体はただちに水洗（アルジネートは120秒，シリコーンは30秒）した後，消毒薬に浸漬する（15〜30分間）

アルジネート印象（上顎）

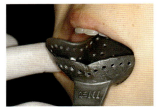
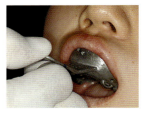

トレーを試適したときに，口唇との関係，鼻，顔貌の正中と柄の関係などを覚えておく
（印象時にトレーの位置が狂わない）

トレーの出し入れは，斜めに回転させながら

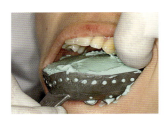
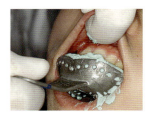

- 後縁をまず合わせる
  （印象材が喉に流れない）
- 前歯部を圧接する
  （口唇の力を抜いてもらう）
- 口唇，頰粘膜を動かす

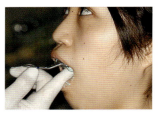
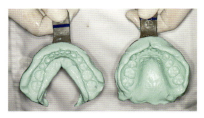

トレー中央部または両側臼歯部をしっかり保持する

印象の気泡，トレーからの剥離などを点検する

42

石膏の注入

印象面の唾液，血液などをよく水洗したあと，水滴をエアーなどで除去する

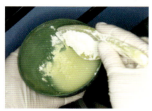
水に石膏を入れ混和する
（石膏粉末のほうが水より重いため）

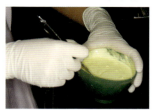
バイブレーターでよく脱泡する

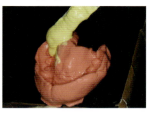
印象の後方から，気泡ができないように，石膏を少しずつ注入する

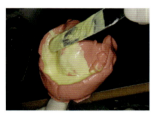
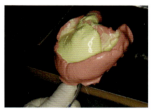
印象面全体に石膏を流したら，その後は大胆に盛り上げる
石膏面を上にして硬化を待つ

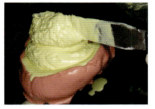

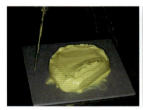
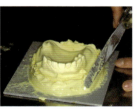
硬化後，石膏泥の上に模型を置き，台をつける
石膏模型の厚みは最低 1 cm 必要である

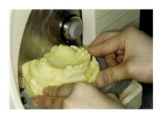
模型の底面は咬合面に平行に仕上げ，側面は歯列弓に沿った形態に整える

研究用模型とは

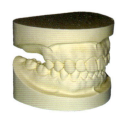
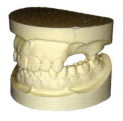

顎口腔系の診査，診断，治療計画の決定の資料として，あるいは治療記録として準備される上下顎石膏模型
研究用模型を使って
● 個人トレーを製作する
● 基本設計を行う

43

全部床義歯のモデリングコンパウンドによる概形印象

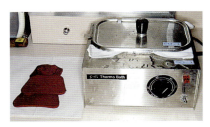

サーモバス
アルコールトーチ
切り出しナイフ
モデリングコンパウンド(茶色)
モデリングコンパウンドは，非弾性印象材なので，残存歯がある場合や，大きなアンダーカットがあるときは使えない
無歯顎患者の概形印象に用いる

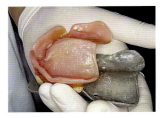 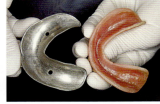 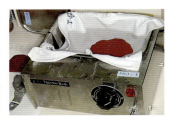

使用中の義歯を参考に，トレーの大きさを選択する　　モデリングコンパウンドをサーモバスにて軟化

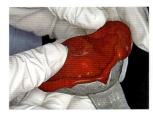 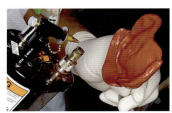 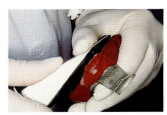

アルコールトーチを用いてモデリングコンパウンドを軟化し，印象採得を行う

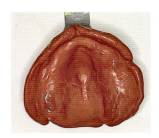

モデリングによる印象

アルジネートの接着材

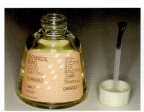 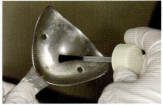

アルジネートの接着材としてテクニコールボンドがある
とくに，モデリング印象用の無歯顎トレーを用いてアルジネート印象を行うときに用いる

レストシート，ガイドプレーンの形成

Q
レストって
何？
答え →p70

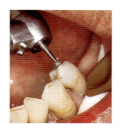

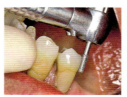

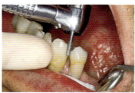

タービンを用いて，レストシート，ガイドプレーン，歯冠形態の修正を行い，シリコーンポイントで研磨する

義歯の印象/筋形成

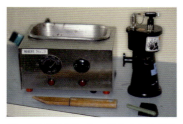

サーモバス（ラバーボウルにお湯）
アルコールトーチ
切り出しナイフ
コンパウンド

下顎の個人トレー

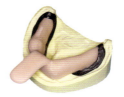

● インプレッショントレーコンパウンド
（ブラックコンパウンド，黒色：板状）
軟化点 68℃
● ペリコンパウンド
（緑色：棒状）軟化点 53℃

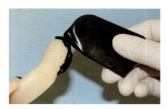

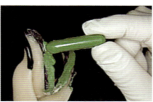

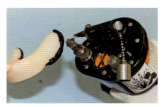

筋形成時に，火炎にてコンパウンドの軟化や，つけ足しを行うが，そのまま口腔内に挿入すると火傷する

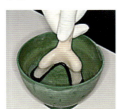

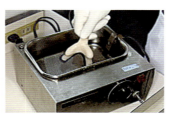

ラバーボウルやサーモバスのお湯(50〜60℃)で，温度を下げてから口腔内に挿入する

シリコーン印象材の練和

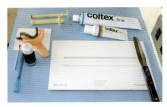 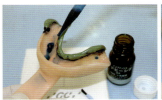 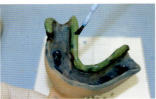

シリコーン印象材 Coltex には個人トレーとの接着材アドヒーシブを使用する．スポイドなどで数滴滴下後，ディスポーザブルの筆で個人トレー内面および外面のコンパウンド部も含めて塗布する．塗布後エアーにて乾燥させる

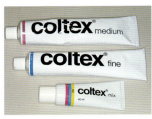 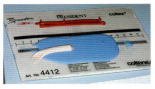 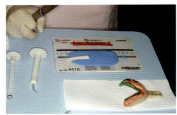

ベースは，通常 fine（水色）を用いるが，流動性を調整するため medium（ピンク）を混ぜることがある
ベースを出したあとに，キャタリスト mix（赤）を等長出す

練板は，テーブルの端に置く（スパチュラを横にしたときに練りやすい）

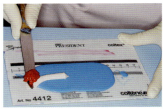 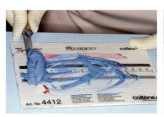

まず，mix を一塊として取る

均一な色になったら，スパチュラを横にして気泡をつぶす

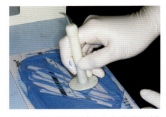 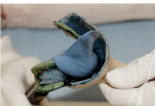

シリンジに印象材を入れ術者に渡す

残った印象材を集め，気泡が入らないようにトレーに盛る
コンパウンド（筋形成を行った部分）を印象材で包み込む

46

基準平面

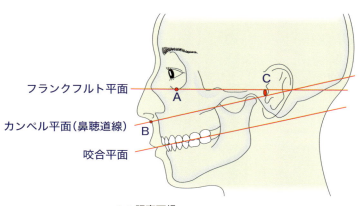

A：眼窩下縁
B：鼻翼下縁
C：外耳道上縁（耳珠中央）

● 咬合平面 ●

下顎中切歯切縁と下顎左右第二大臼歯遠心頬側咬頭を含む平面．

● フランクフルト平面 ●

　左右の眼窩下縁と外耳道上縁を含む平面．臨床では顔弓（フェイスボウ）を用いて，上顎模型を調節性咬合器に付着するときに用いる．頭部エックス線規格写真上での眼点と耳点を結ぶ線で，生体計測の基準点として用いられる．1982年，フランクフルトで開催された解剖学会で，頭蓋の基準平面として採択された．

● カンペル平面（鼻聴道線） ●

　鼻翼下縁と耳珠の上縁を含む平面．咬合平面と平行に近いことから，無歯顎者の咬合平面の決定に利用される．

咬合採得

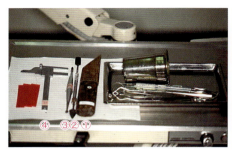
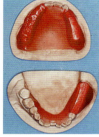

① 切り出しナイフ
② ワックススパチュラ
③ エバンス彫刻刀
④ バイトゲージ（坪根式ノギス）
⑤ 咬合平面板
（⑥ サンドペーパー）

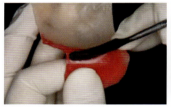
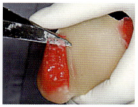
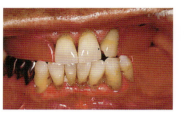

ワックススパチュラで軟化する　　切り出しナイフで余分なワックスを切り取る　　咬合床の調整が修了

バイトゲージ（坪根式ノギス）

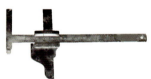

垂直的顎間関係（咬合高径）の決定に用いる
鼻下点とオトガイの距離を計測する

咬合平面板

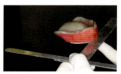
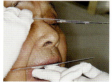
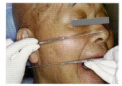

仮想咬合平面の設定時に用いる
上顎咬合堤を，左右瞳孔線と，鼻翼下縁と耳珠の上縁を結んだ鼻聴導線（カンペル平面）と平行にする

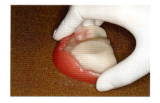

サンドペーパー
上顎全部床義歯の咬合床の
修正時に用いる

ワックスでの咬合採得が終わったあと，酸化亜鉛ユージノールペーストのような流れのよい記録材をワックス面に盛り，静かに咬合させて正確な記録を採得する

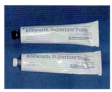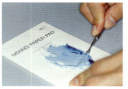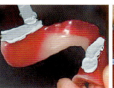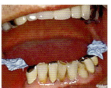

スーパーバイト(上)：硬化時間が早い(90秒)ため，手早く練和する
ネオダイン(下)：硬化時間約5分

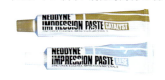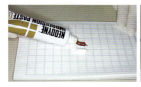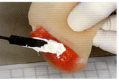

印象材の量は通常，約1cmずつ，少量でよい

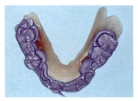

シリコーンやポリエーテルのようなバイト材で，歯列全体の咬合採得を行う場合もある

ユージノール系材料が皮膚についたら

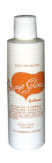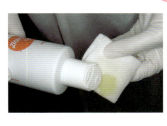

オレンジソルベントをガーゼに含ませ，拭き取る

49

フェイスボウ(顔弓)による記録

調節性咬合器に，生体と同じ位置に上顎模型を装着するために，
フェイスボウ(顔弓)を用いて頭蓋に対する位置関係を記録する

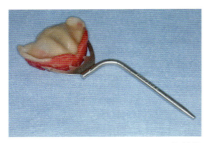

上顎咬合床にバイトフォークをつけた状態

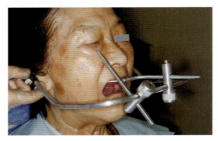

フェイスボウを顔に固定する

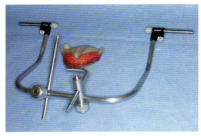

バイトフォーク，弓状のフレームと両側の顆頭桿および前方基準点を指示するリファレンスポインター

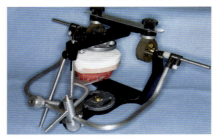

フェイスボウトランスファー
(咬合器に移した状態)

咬合器の種類

局部咬合器 B 型
平線咬合器

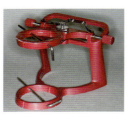

ユニティ咬合器 2 型

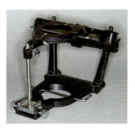

Gysi 咬合器 OU-2 型
平均値咬合器

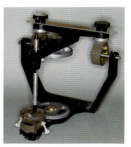

Hannau 咬合器
半調節性咬合器

ゴシックアーチ描記

決定した咬合高径で，前後および左右的な位置関係を決定する

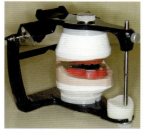

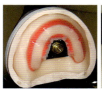
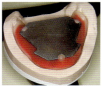

上顎の描記針と下顎の描記板

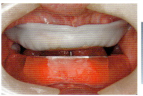

記録用インク

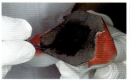
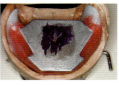

口腔内に装着した
ゴシックアーチトレーサー

採得されたゴシックアーチ

ゴシックアーチのアペックスに合わせ，上下咬合床を，口腔内で速硬性の石膏で固定する

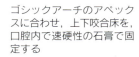

印象用石膏
硬化時間が早いため，迅速に手際よく混和する

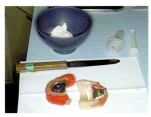

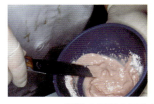
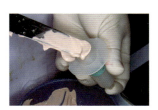

通常の石膏よりやわらかめ（ソフトクリーム状）に混和し，シリンジに注入する

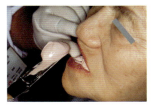
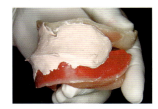
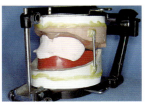

残った石膏を口腔内に注入する

上下の咬合床を一塊として取り出す

咬合器に再装着する

51

前歯部人工歯の選択

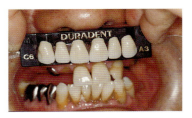

大きさと形態を選ぶ：**モールドガイド**

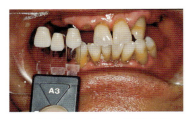

色調を選ぶ：**シェードガイド**
（ライトは消して，自然光で選択）

硬質レジン歯のモールドガイド

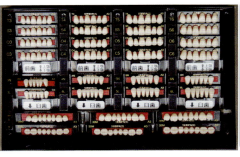

人工歯の形

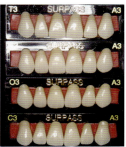

T（tapering）：
　尖型

S（square）：
　方型

O（ovoid）：
　卵円型

C（combination）：
　混合型

レジン歯のシェードガイド

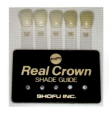

硬質レジン歯のシェードガイド

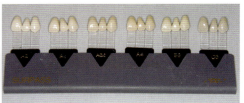

Q 義歯用人工歯って，どんな材質があるの？
答え→p70

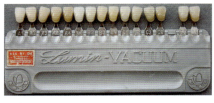

歯肉色（床）のシェードガイド

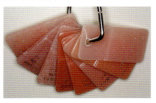

注意：Vita のシェードガイドは，陶材焼付冠や硬質レジン前装冠など，おもに歯冠補綴物に用いる

仮床(蠟義歯)試適

上下の蠟義歯

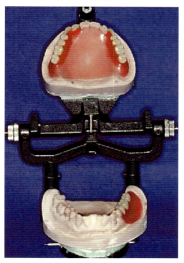
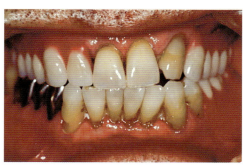

人工歯の色，形，排列状態，切縁の位置，床辺縁の位置，厚さ，口元の調和などを診査する

メタルフレームの試適

金属床義歯の場合，メタルフレームの試適を行う

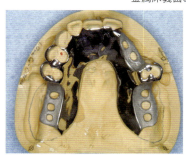
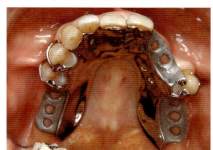

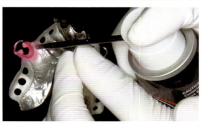

診査部位にオクルードをスプレーする

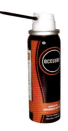

かたいもの同士の適合検査に，オクルードなどの咬合診査材を用いる場合がある

義歯の装着

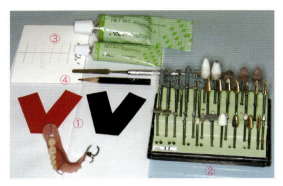

義歯装着時の準備
（義歯調整時も同じ）
① 咬合紙（赤，青）
② 各種バー類
③ 適合試験材
④ 皮膚鉛筆

完成したレジン床義歯

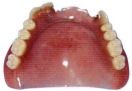

口腔内装着

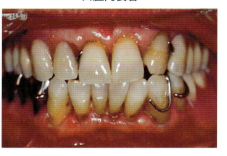

咬合調整
義歯が入らない場合は，まず適合試験により当たっている部分を削除する

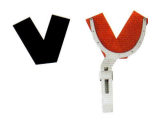

V字に折った咬合紙を用意する

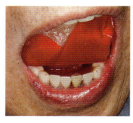

赤の咬合紙
中心咬合位（カチカチ）

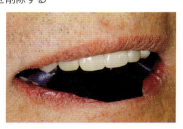

青の咬合紙
偏心位（歯ぎしり）

義歯の切削

- 切削片が患者，術者，アシスタントにかからない方向とする
- 術者の視界を妨げないようにする

○ 口腔外バキュームのある場合

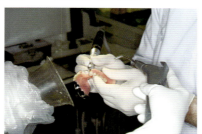
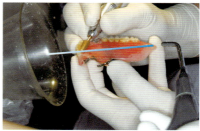

スリーウェイシリンジ，バー，口腔外バキュームの吸引口が一直線になるように！

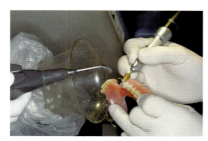
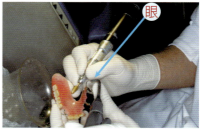

切削片が，すべて術者にかかる　　　シリンジが，術者の視界をさえぎる

○ 口腔外バキュームのない場合　→バキュームを，チップをつけずに使う

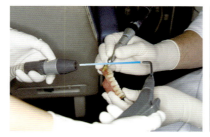
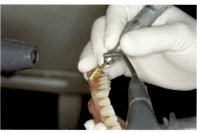

スリーウェイシリンジ，バー，バキュームが一直線になるように！　　　シリンジが，術者の視界をさえぎる

適合試験

フィットチェッカー

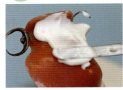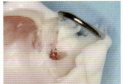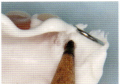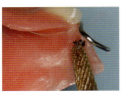

義歯内面が当たり挿入できないときは，フィットチェッカーにて診査を行い，レジンが露出している部分を鉛筆でマークし，削除，調整する

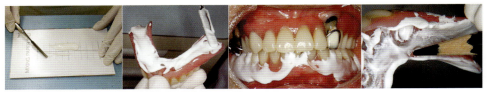

フィットチェッカーを，ベース，キャタリスト比2：1で練和し，義歯内面に均一に薄く盛り，すばやく口腔内に挿入し，咬合させる

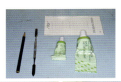

フィットチェッカー練和時のポイント

- ベースをチューブから出すとき，**チューブの口径の太さで出す**
- チューブを引くときのスピードに注意
  早く引くとベースが細くなり，ゆっくり引くと太くなる
  なるべく均一な太さになるようにする
- 義歯の面積によりキャタリストの量を調整することがある
  術者に比率をきく
  （床全面ではなく，部分的な適合をみる場合や，クラウン・ブリッジの適合は等長でよい）
- 硬化時間が短いため，練和は手早く行う
- 色が，白と透明で，練和状態がわかりにくいので，ムラがないように注意する

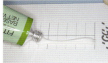

早く引くとベースが細くなる　　ゆっくり引くとベースが太くなる

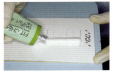

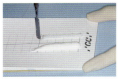
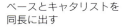
ベースとキャタリストを同長に出す

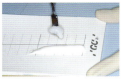
キャタリストを取る

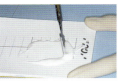
スパチュラを寝かせて気泡を抜き，練り上げる

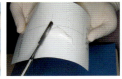
スパチュラを術者に渡したあと，練板を曲げると，フィットチェッカーが取りやすい

フィットチェッカー ONE

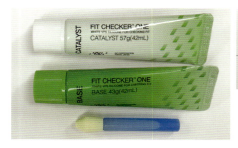
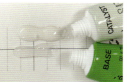
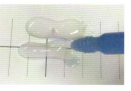

付加型適合試験材（ホワイトシリコーン）
リターダーにより硬化時間の延長が可能である

リターダー滴下数	操作時間	硬化時間
0	1 分	2 分 15 秒
3	1 分 20 秒	2 分 45 秒
5	1 分 40 秒	3 分 30 秒

ベース・キャタリスト 5 cm 等長の場合

少量採取ノズル装着なし
室温 23℃ 湿度 50%
表の滴下数は目安であり，使用量や室温の影響に応じて，目的の操作時間となるよう滴下数を調整する

（ジーシー HP より）

デンチャーフィットチェック

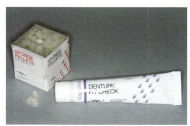

練和作業が不要なワンペーストタイプ過圧部位の診査に用いる

義歯の当たりの検査法

- 潰瘍の部位を義歯床に転写する
  （デンチャースポットチェック）
  部位はわかるが，当たりの程度はわからない
- 白色のペースト
  （PIP, Disclosing Wax, デンチャーフィットチェック）
  安価，短時間，辺縁部は検査できない
  おもに部位の固定
- 白色のシリコーン印象材（フィットチェッカー）
  部位と程度の両者
  全体的な適合性や辺縁部の検査も可能
  高価，時間がかかる

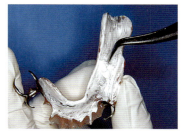

非硬化型で，付属のスポンジで塗布し，刷毛目をつける

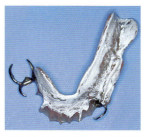

刷毛目の乱れで当たりを診査する

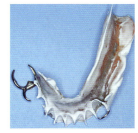

フィットチェッカーの場合は印象材の厚さで診査

義歯装着時の指導

機械的清掃　義歯用ブラシ，歯ブラシを用いて流水下で清掃する

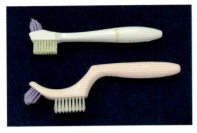
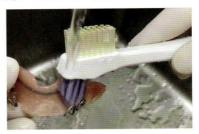

義歯用ブラシ

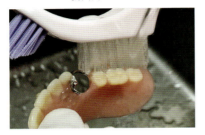
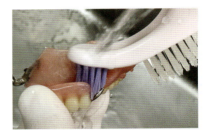

化学的清掃　機械的清掃後に，義歯洗浄剤を用いて行う

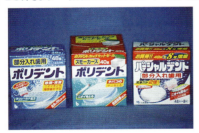
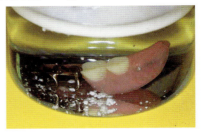

義歯洗浄剤の洗浄効果

おもな成分	バイオフィルム除去作用	殺菌作用	消臭作用	歯石除去作用
過酸化物	○	○	◎	ー
過酸化物＋酵素	○	○	◎	ー
酵素	×	△	△	ー
次亜塩素酸	△	◎	ー	ー
銀系無機抗菌剤	◎	◎	ー	ー
生薬	×	×	○	ー
酸	◎	○	×	◎
過酸化物＋二酸化チタン	○	○	ー	ー
界面活性剤＋超音波	◎	◎	△	ー

◎：非常に強い
○：強い
△：普通
×：弱い
ー：データなし

(浜田泰三ほか：義歯の洗浄, デンタルダイヤモンド社, 2002より一部改変)

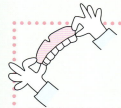

初めて義歯をつける方へ

義歯ができあがり，初めて装着するとき，あまり期待しすぎないようにしましょう．人によって顔かたちが違うように，口の中も一人ひとり異なります．つぎの注意事項をよく読んで，あせらずに実行して下さい．そうすれば，義歯はあなたの体の一部として，きっと役に立つことでしょう．

●義歯の入れ方，はずし方
決して無理をしないで下さい．両手を使って，教えられたとおり丁寧に扱いましょう．

●義歯に慣れるために
舌の練習
不自然に力を加えたり，口の中で義歯をもてあそぶなど，悪い習慣をつけないようにしましょう．

話す練習
声を出して本を読んで練習して下さい．

かみぐせ
片側だけでなく，左右，同じように使ってかむようにしましょう．

筋の練習
自然に動くように練習しましょう．

物を食べる練習
義歯を入れたからといって，すべての食べ物が食べられるわけではありません．食べられそうなものでも，慣れるまでは食べにくいことがあります．軟らかいものから徐々に慣らしていきましょう．

●口と義歯の衛生
衛　生
義歯は口の中に入れた食器のようなものです．いつも清潔に保つようにしましょう．とくに食事をしたら必ずきれいにしましょう．

●義歯の洗い方
義歯用ブラシを使って，すみずみまできれいにしましょう．
義歯は合成樹脂でできているので，固いものの上に落とすと，割れたり，折れたりすることがあります．また，熱湯は合成樹脂を変形させるので要注意です．

寝るときは
はずして，水を入れた容器の中に入れておきましょう．義歯清掃剤を入れた容器に入れておくと，よりよいでしょう．
朝や，体調が悪いときは，義歯がそぐわないことがありますが，気にしないで入れておくと，安定してきます．

残っている歯の清掃
自分の歯が何本か残っている場合，とくにバネのかかっている歯は，よく磨いて下さい．
あらたに歯を抜いたときは，すぐに義歯をつぎ足すか，つくり直しましょう．

●義歯の具合が悪いとき
かむと痛い，話すとき痛い，はずれやすい，かみにくい，力が入らない…．そんなときは，自分で調整しないで，必ず歯科医院へ行きましょう．

●義歯の定期診断
あごのかたちは歳とともに少しずつ変化します．少なくとも一年に一度は定期的にチェックをして，調整してもらいましょう．

義歯修理

レジンと接着プライマー

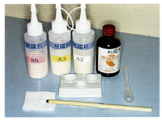
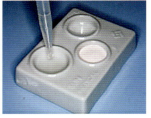

即時重合レジン

レジン皿にポリマー（粉）とモノマー（液）を出すときは，**深い部分にポリマー**を入れること
浅い皿の部分にポリマーを入れると，レジンを筆で取るときに，筆がレジン皿と接触し，うまく取れない

レジンの接着プライマー

義歯床用レジンと修理用のレジンは，レジン同士なので新鮮面を出せば接着するが，リライニング材に付属しているレジンプライマー類を塗布すると，接着力がさらに向上する

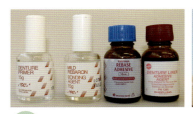
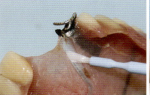
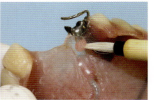

金属の接着プライマー

金属とレジンは接着しないので，金属接着用プライマーを用いる
金属部分は，サンドブラスト（アルミナ）処理を行ったあとに，プライマーを塗布する
義歯の場合は，金属床義歯やワイヤークラスプに Co-Cr 合金のような非貴金属合金が使用されている場合があるので，金属プライマーの選択に注意する

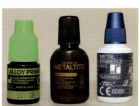

左から
アロイプライマー
　貴金属合金，非貴金属合金
メタルタイト
　貴金属
メタルプライマー Z
　貴金属合金，非貴金属合金

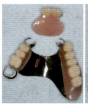
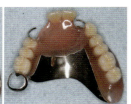

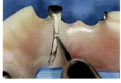
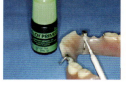
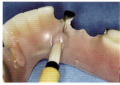
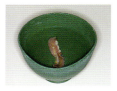

金属面はサンドブラストまたはカーボランダムで新鮮面を出す

クラスプ脚部にプライマーを塗布

即時重合レジンで修復

温水に入れて，レジンの重合促進をはかる

ティッシュコンディショナー（粘膜調整材）

粘膜調整は，床下粘膜の圧痕，褥瘡性潰瘍などの病態の改善をはかるために行う
実際には，一時的に義歯の不適合を改善する暫間裏装として用いられている

ソフトライナー

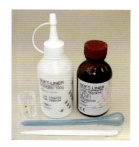

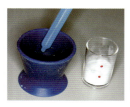 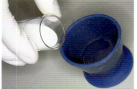 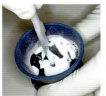 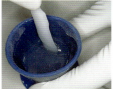

粉1目盛り，液4目盛りが基本であるが，粉を多少増減し，稠度を調整することがある

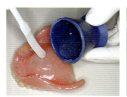 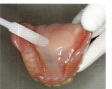 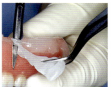 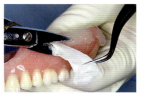

適度な流動性になったところで義歯に盛り，　トリミング時に，ピンセットで余剰部分を引っ張ると，
口腔内へ挿入する　　　　　　　　　　　　　操作しやすい

劣化した粘膜調整材

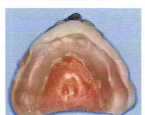 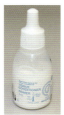 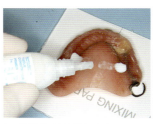 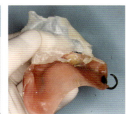

粘膜調整材は，口腔内で劣化しやすく，微生物が付着しやすいので，定期的に交換する
分離材を塗布すると次回粘膜調整材が剥がしやすくなる

直接リライン

光重合型リライン材と光照射器　化学重合型リライン材

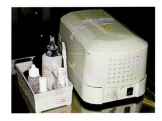
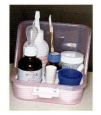
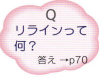

Q
リラインって何？
答え →p70

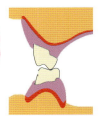

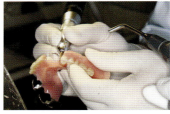
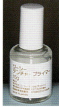

義歯粘膜面を一層削除し，新鮮面を出す

専用のレジンプライマーを塗布する

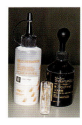
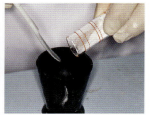
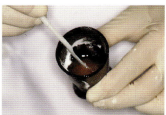

粉液の混和
必ず，液を入れた中に粉を入れる

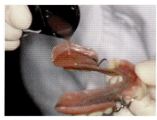
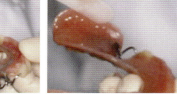
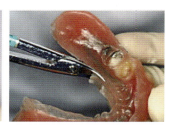

義歯への盛り上げ，口腔内挿入，機能運動

余剰部分のトリミング

光重合型リライン材の場合(マイルドリベロンLC)

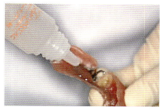 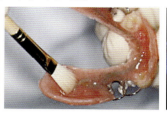 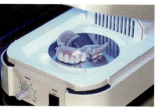

エアーバリアを塗布後，光照射器にて重合

化学重合型の場合(トクヤマリベースⅡ など)

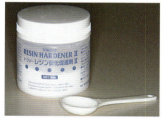 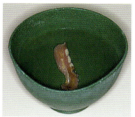 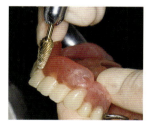

温水(40～60℃)に硬化促進剤を入れて重合(3分以上浸漬)　　　　　形態修正，研磨

One point

クラスプの調整
プライヤーを用いてクラスプを屈曲し，維持力や適合性の調整を行う

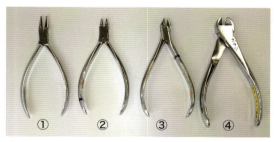 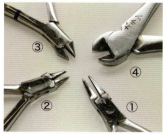

①ピーソープライヤー　②KIプライヤー　③三嘴(三叉)プライヤー　④ワイヤーニッパー
(ワイヤーの切断)

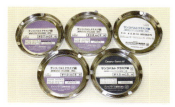

Co-Cr 合金線
0.7～1.2 mm

アタッチメント

アタッチメントとは，固定部と可撤部の組み合せによって，支台歯と義歯を連結する装置

歯冠外アタッチメント　固定部が支台歯の外側にある

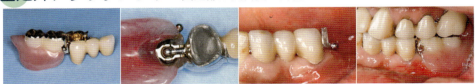

クラウンやブリッジにろう着され，欠損側に飛び出た突起に，義歯が陥入する

歯根アタッチメント　固定部が根面にある．義歯はオーバーデンチャー

OPAアタッチメント

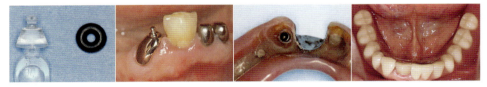

義歯に埋め込まれたゴムのリングが，歯根に装着されたメールの突起に入り込む

マグネットアタッチメント（磁石）

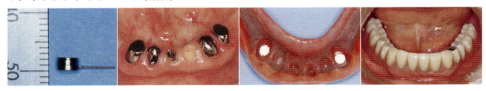

歯根に埋め込むキーパーと，義歯に装着する磁石

バーアタッチメント　2歯以上のクラウンや，根面板を連結したバー固定部とそれに嵌入する可撤部からなる

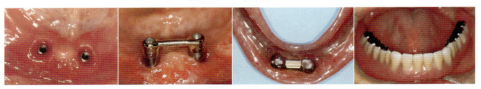

無歯顎にインプラントを2本埋入し，バーで連結を行う．義歯のグリップがバーを挟み維持する

ノンメタルクラスプデンチャー

金属製のクラスプは審美性に劣るため，これに代わり柔軟性に富む義歯床材料を用いた義歯

- 鼓形空隙や歯頸部のアンダーカットを利用し，義歯を維持する
- 材料はナイロン，ポリエステル，ポリカーボネイトなど
- ナイロン樹脂は柔軟性に富むが修理が困難である

ナイロン樹脂製義歯

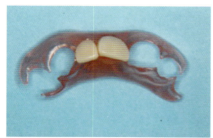
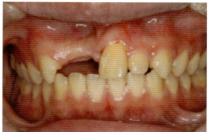
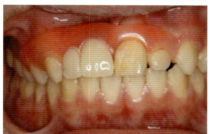
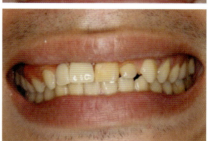

金属製のクラスプがないため審美性に優れている

金属レストを併用したポリエステル製義歯

46欠損に装着したノンメタルクラスプデンチャー

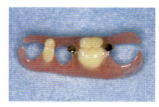
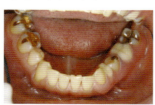
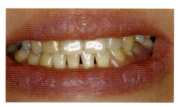

義歯の沈下防止にレストは重要である
樹脂のレストでは簡単に破折してしまうので，金属製のレストを使用する場合もある

インプラント

インプラントとは歯を喪失した部分に人工の歯根を埋入し，その上にクラウン，ブリッジ，義歯などの補綴装置で補綴する方法
構造は3つの部分からなる
①フィクスチャー：顎骨中に埋入される部分
②アバットメント：フィクスチャーと上部構造をつなぐ部分
③上部構造　　　：アバットメント上に装着される補綴装置

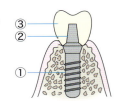

治療の流れ

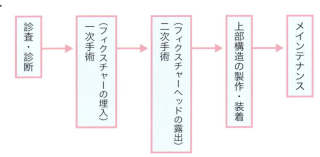

診査・診断 → 一次手術（フィクスチャーの埋入）→ 二次手術（フィクスチャーヘッドの露出）→ 上部構造の製作・装着 → メインテナンス

各種上部構造

義歯の場合（全部床義歯，オーバーデンチャーなど）

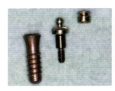 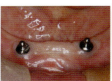 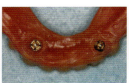 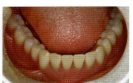

左からフィクスチャー，ボールアバットメント，ゴールドキャップ　／　ボールアタッチメント　／　上部構造のオーバーデンチャー内面に取り付けられたゴールドキャップ　／　口腔内に装着されたオーバーデンチャー

クラウン・ブリッジの場合（セメント合着タイプ）

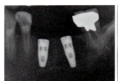 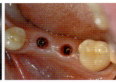 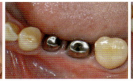 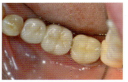

フィクスチャーのエックス線写真　／　ヒーリングキャップをはずした状態　／　アバットメント（支台）　／　セメント固定されたクラウン（仮着用セメントを使用）

印象

インプラントの印象には，埋入されたフィクスチャーを模型に正確に再現するために，印象用コーピングとオープントレー（フィクスチャー上部を開放した個人トレー）が用いられる

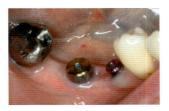
ヒーリングキャップをはずす

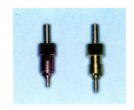
印象用コーピング

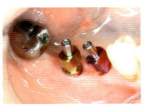
印象用コーピングをフィクスチャーにスクリューで固定する

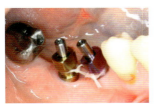
複数歯の場合は，連結固定するが，レジンが絡みやすくなるようにデンタルフロスを巻く

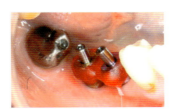
フロスの上からパターンレジンを築盛し固定する

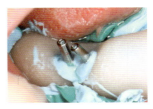
オープントレーにて印象採得を行う

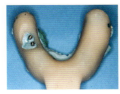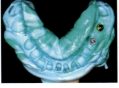
印象用コーピング周囲は変位防止のためハードタイプのシリコーン印象材を用いる

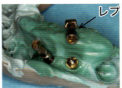
作業模型にフィクスチャーを再現するために石膏注入前に印象用コーピングにレプリカ（フィクスチャーに相当するもの）を固定する

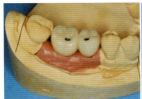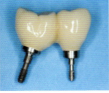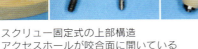
スクリュー固定式の上部構造
アクセスホールが咬合面に開いている

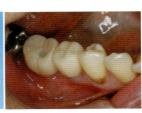
アクセスホールにストッピングや綿球を置いてレジン充填を行う

インプラント用器材

スクリューとトルクレンチ
各構造物をスクリューで固定することが多い
スクリューの締め付け強さを一定にするために特殊なトルクレンチが用いられる

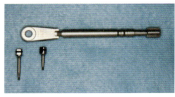
トルクレンチとドライバー

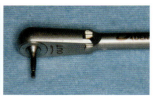
ドライバーを装着した状態

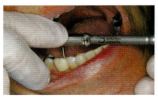
口腔内で締め付けが容易である

インプラント用スケーラー

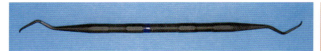
インプラントのチタン製アバットメントを損傷させないためにカーボン含有ポリアミド製スケーラーを用いる

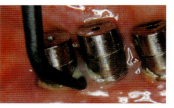

インプラント用ポケット探針

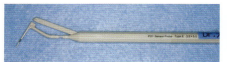
特殊プラスチック製で，探針部分がバネになっていて上部と接触したときに20ｇになるよう設計されている

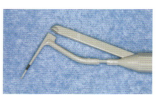
適正なプロービング圧が確認できる

仮着用セメント

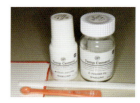

IPテンプセメント
セメントの皮膜厚さが薄く，余剰セメントの除去が容易なセメントが用いられる

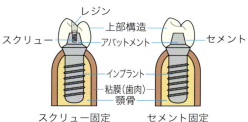
スクリュー固定　　　セメント固定
上部構造の固定方法

特殊な補綴装置

顎補綴治療　顎義歯：腫瘍などにより生じた顎骨の欠損を補填する義歯

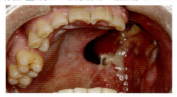
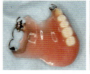

栓塞部：顎欠損部を塞ぐ部分

構音機能の補助

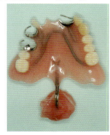
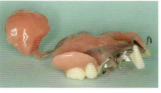

バルブ型スピーチエイド
口蓋裂など軟口蓋の欠損を補填し鼻咽腔の閉鎖を助ける

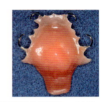

軟口蓋挙上装置：PLP
脳卒中や神経障害により軟口蓋の動きが悪い症例に適応される

顎関節症とブラキシズムの治療

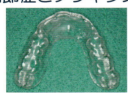
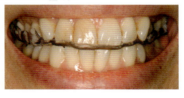

スタビリゼーションアプライアンスは顎関節症における筋緊張緩和と顎関節の負担軽減のため, ナイトガードはブラキシズムに使用する

スポーツ外傷の予防　マウスガード

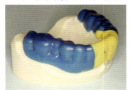
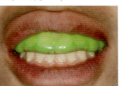

衝撃吸収能のある軟質材料（EVA）が用いられる. スポーツの種類により外形や厚み, 色などが異なる

睡眠時無呼吸症候群の歯科的治療

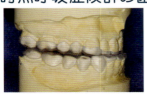
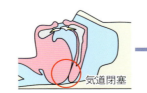
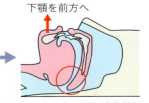

気道閉塞　下顎を前方へ

睡眠時の舌根沈下防止のため, 下顎を最前方位から 50〜70% の位置に誘導固定する口腔内装置

口腔機能の検査

咬合検査　デンタルプレスケールとバイトフォースアナライザー

咬合力，咬合接触状態，咬合のバランスなどの評価をする

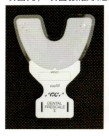 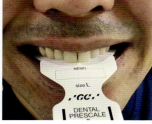 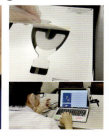 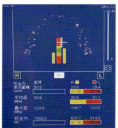

デンタルプレスケール　　測定（3秒間咬みしめる）　　スキャナーで読み込み　　解析評価
（感圧フィルム）　　　　　　　　　　　　　　　　　　アナライザーで解析

咀嚼能力検査　グルコース溶出量測定法

グミゼリーを咀嚼させ溶出したグルコース濃度を測定し咀嚼能力を評価する

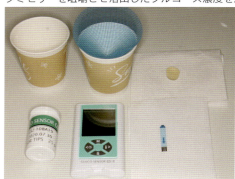 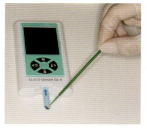 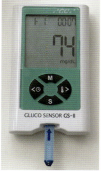

グミゼリー咀嚼後，水を含み吐き出したろ液をセンサーに滴下する

舌圧検査

舌機能低下の有無や低下程度を舌圧で評価する

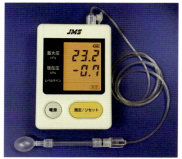 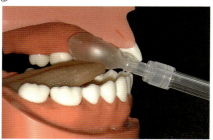

舌圧計と舌圧プローブ　　バルーンを口蓋皺壁に対して最大の力で押し潰す（義歯は装着して測定する）

70

Q これって何ていうの？
答え →p72

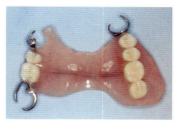

大部分がプラスチック(レジン)でできている入れ歯は？
(a 　義歯)

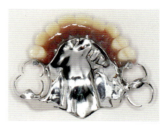

金属で左右がつながっていたり，多くの部分が金属でできた入れ歯は？
(b 　義歯)

入れ歯の各部の名前は？

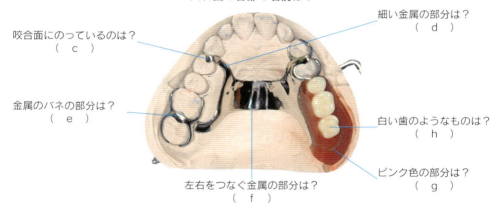

咬合面にのっているのは？
(c)

金属のバネの部分は？
(e)

左右をつなぐ金属の部分は？
(f)

細い金属の部分は？
(d)

白い歯のようなものは？
(h)

ピンク色の部分は？
(g)

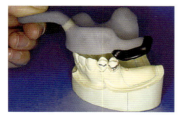

型を取る(印象)ときの道具は？
(i)

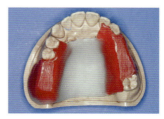

咬み合わせを決める(咬合採得)ときの道具は？
(j)

71

Q & A

DC コアの DC って何のこと？

A Dual Cure の略.
化学重合と光重合の 2 つの重合方式により硬化する.
光の届かないポスト部分などは化学重合により，歯冠部分は光重合により硬化する.
そのため，光照射が終わってもすぐに形成を行ってはいけない.
ポスト部分の硬化を待って形成を行う.

個歯トレーはピンク色なのに
マージン合わせに歯冠色レジンを使うのはなぜ？

A 個歯トレーは印象材のスペースを設けてつくってある.
トレーと同じ色のレジンでマージンを合わせてしまうと，中に入ったレジンをどこまで
削ってよいかわからず，印象材の厚みが不均一になってしまう.
色を変えることにより，トレー内面に入った余分なレジンを明確に除去できる.

クラウンってどんな種類があるの？

A **全部鋳造冠** ：すべて金属でできている全部被覆冠.
前装鋳造冠 ：金属の表面に硬質レジンや陶材を焼きつけたもの.
硬質レジン前装冠，陶材焼付冠（メタルボンド）など.
ジャケット冠：陶材（ポーセレン）やレジン単体でつくられ，金属が使われていない冠.
ポーセレンジャケット冠，硬質レジンジャケット冠など.

レストって何？

A 部分床義歯に加わる力を支台歯に伝達するための小さな突起のこと.
機能は，義歯の沈下防止.
咬合面レスト，切縁レスト，舌面レストがある.
レストを設置するために歯に形成した部分を，レストシートとよぶ.

義歯用人工歯ってどんな材質があるの？

A **レジン歯，硬質レジン歯，陶歯，金属歯（臼歯部）**.排列スペース，義歯の種類，審美性，
対合歯の状態などにより使い分ける.

リラインって何？

A 義歯の粘膜面は顎堤の吸収により不適合になる.
義歯床粘膜面にあらたにレジンを添加し，再適合をはかること.
口腔内で行う直接法と粘膜面の印象を採る間接法とがある.

これって何ていうの？

A a：レジン床義歯　　　b：金属床義歯　　c：レスト　　　d：小連結子
e：クラスプ　　　　f：大連結子（連結装置）　　　g：義歯床
h：人工歯　　　　　i：個人トレー　　　j：咬合床

口腔内写真撮影のポイント

■ 正 面 観 ■　当たり前だけど真正面から撮る！

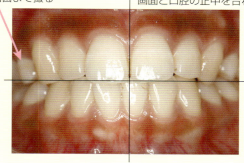

- 第一小臼歯まで撮る
- 画面と口腔の正中を合わせる
- 画面と咬合平面を平行に

■ 咬合面観 ■

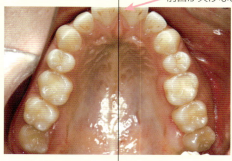

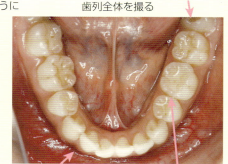

- 前歯が欠けないように
- 第三大臼歯が欠けないように
- 歯列全体を撮る
- 画面と正中（正中口蓋縫合）を合わせる
- 歯面に口唇が触れないように（口角鉤で口唇を少し前に引く）
- 咬合面に垂直（ミラーとの角度に注意）

■ 側方面観 ■　真横から撮る！

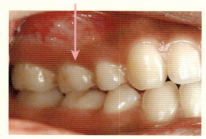

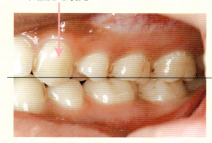

- ピントは小臼歯部付近
- 犬歯から撮る
- 咬合平面を平行に

73

正面観

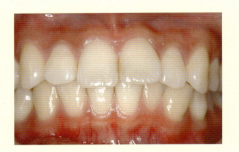
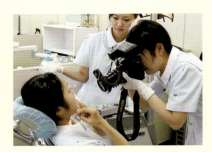

- 倍率は 1/2〜2/3
- ピントを正確に合わせる

側方面観（ミラーを使わない場合）

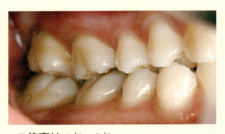
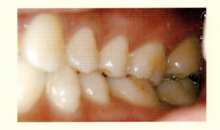

- 倍率は 1/2〜2/3
- ピントは小臼歯に合わせる

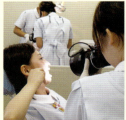
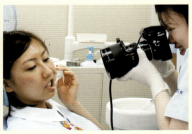

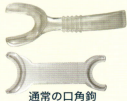

側方用の口角鉤

通常の口角鉤

撮影する側を術者の方に向けてもらう

撮影方法
- 患者と術者の顔の高さをほぼ一致させる
- 咬合平面を床と平行にする

アシスト
- 口角鉤は真横に引く
- エアーで唾液を飛ばす
- 照明を合わせる

上下顎咬合面観

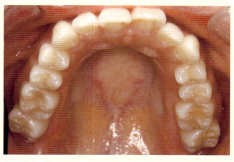

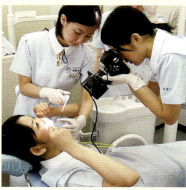

撮影方法
- ユニットを水平まで倒す
- 倍率は 1/2〜1/2.5
- ピントはミラー中央に合わせる

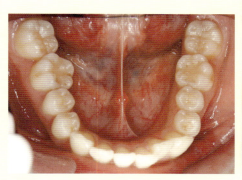

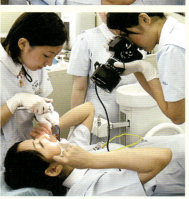

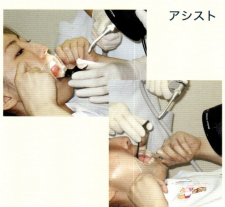

アシスト
- 口角鉤は水で濡らしてから口腔内に挿入する
- 口角鉤は，上顎撮影時には上向き，下顎のときは下に引く
- エアーで撮影部位の唾液を飛ばす
- ミラーが曇らないようにエアーをかける（ガスバーナーでミラーを温めてもよいが，火傷に注意）
- ミラーと咬合平面の角度はなるべく大きく（咬合面が真上，真下から写るように）

75

本書に記載した器具・材料一覧

（　）：掲載ページ

歯髄診断（p3）

器具・材料	製品名
電気歯髄診断器	パルプテスター デジテストⅡ
歯髄診断用歯牙冷却材	パルパー

浸潤麻酔（p4〜5）

器具・材料		製品名
局所麻酔薬	表面麻酔薬 浸潤麻酔薬	ハリケインゲル オーラ注カートリッジ
電動注射器		オーラスター アネジェクト

咬合採得材（p9）

器具・材料	製品名
付加型シリコーン	コレクトプラス メモレグ2
ユージノール系	スーパーバイト ネオダイン®インプレッションペースト
ユージノール系材料除去材	オレンジソルベント

仮封材（p10）

器具・材料		製品名
レジン系	光重合	デュラシール エバダインプラス
水硬性		キャビトン

仮着材（p16）

器具・材料	製品名
非ユージノール系	フリージノール　テンポラリーパック
カルボン酸系	ハイボンドテンポラリーセメント（硬性） ハイボンドテンポラリーセメント（軟性）

合着材（p25〜27）

器具・材料		製品名
レジン系	スーパーボンド関連品	スーパーボンド マイクロシリンジ パナビア®V5 ブロックHCセム レジセム
グラスアイオノマー系レジンセメント		フジルーティングEX

レジン築造（p11〜13）

器具・材料		製品名
支台築造用レジン　デュアルキュア型		クリアフィル®DCコア　オートミックス®
既製ポスト	金属	FKGスクリューポスト ADポストⅡ
	グラスファイバー	ファイバーポスト

	器具・材料	製品名
表面処理剤 (p32〜33)	歯　面	ED プライマーⅡ グリーンアクチベーター K エッチャント
	金　属	メタルタイト V プライマー メタルプライマー Z アロイプライマー メタルリンク
	シランカップリング材	ポーセレンプライマー セラミックプライマーⅡ セラミックプライマープラス クリアフィル®ポーセレンアクティベーター
印 象 材 (p18〜23)	コンパウンド　　　　　概形印象用 トレー用 辺縁形成用	モデリングコンパウンド インプレッショントレーコンパウンド ペリコンパウンド
	付加型シリコーン	ゼロシール プロビール® フュージョン インプリンシス
	縮重合型シリコーン (製造中止)	コルテックス　ファイン コルテックス　ミディアム
	接 着 剤　　　　　アルジネート用 シリコーン用	テクニコールボンド アドヒーシブ
咬 合 器 (p50)	平線咬合器	局部咬合器 B 型 ユニティ咬合器 2 型
	平均値咬合器 半調節性咬合器	Gysi 咬合器　OU-2 型 Hannau 咬合器
その他 (クラウン・ ブリッジ)	歯肉圧排糸(p17)	シュアーコード
	止 血 剤(p17)	TD ゼット クイックスタット
	撤去用器材(p29)	リムーバルプライヤー K. Y. 型 インレークラウムリムーバー
	口腔内用サンドブラスト(p30) 前装修理用レジン(p30)	マイクロエッチャー C & B リペアーキット
	ポスト除去(p31)	兼松式合釘抜鉗子 リトルジャイアント レスキューボード
	セラミックの研磨(p28)	スーパースター V ペルーラダイヤ ジルコンブライト

器具・材料		製 品 名
その他 （義歯）		
暫間裏装材（p61）		ソフトライナー
	分離材	ティッシュコンディショナープライマー
リライン材（p63）	化学重合型	トクヤマリベース Ⅲ
	光重合型	マイルドリベロン LC
適合試験材（p53, 56, 57）		フィットチェッカー
		フィットチェッカー ONE
		デンチャーフィットチェック
	咬合印記用エアゾル	オクルード

インプラン ト関連 （p66〜68）		
仮 着 材		IP テンプセメント®（松風） （一般名：グラスポリアルケノエートセメント）
スケーラー		デプラーカー ユニバーサル®（Kerr Hawe SA, スイス）
歯周ポケットプローブ		コンタクトプローブ®（日本歯研）

memo

memo

歯科衛生士のための
補綴科アシストハンドブック　第 2 版

2008 年 9 月 1 日　　第 1 版第 1 刷発行
2010 年 5 月 1 日　　第 1 版第 2 刷発行
2013 年 3 月 20 日　　第 1 版第 3 刷発行
2015 年 3 月 20 日　　第 1 版第 4 刷発行
2016 年 4 月 20 日　　第 1 版第 5 刷発行
2018 年 3 月 20 日　　第 2 版第 1 刷発行
2021 年 3 月 1 日　　第 2 版第 2 刷発行
2024 年 3 月 1 日　　第 2 版第 3 刷発行

著　　者　　宮田　孝義
　　　　　　三浦　英司

発 行 者　　百瀬　卓雄

発 行 所　　株式会社 学建書院

〒112-0004　東京都文京区後楽 1-1-15-3F
TEL（03）3816-3888
FAX（03）3814-6679
http://www.gakkenshoin.co.jp

印刷製本　三報社印刷㈱

ⒸTakayoshi Miyata, 2008 ［検印廃止］

JCOPY 〈㈳出版者著作権管理機構 委託出版物〉
本書の無断複写は著作権法上での例外を除き禁じられています．複写される場合は，その
つど事前に，㈳出版者著作権管理機構（電話 03-5244-5088，FAX 03-5244-5089）の許諾
を得てください．

ISBN978-4-7624-1665-1

歯科衛生士のための
保存科アシストハンドブック

著
鶴見大学名誉教授　　　　渡辺孝章
鶴見大学短期大学部教授　小林一行
鶴見大学歯学部准教授　　長野孝俊
鶴見大学歯学部准教授　　山崎泰志
鶴見大学歯学部教授　　　山本雄嗣

A5判/カラー/92頁/定価 1,650円（税込）
ISBN978-4-7624-0693-5（2023.3/1-4）

◆ 保存療法のなかで頻度の高い治療の診療補助と介助に必要な手技を収載.
◆ 歯科衛生士の視点で撮影し，臨床のエキスパートの著者らが解説.
◆ カラーで見やすく，コンパクトで，いつもポケットに.
◆ 歯科衛生士をめざす学生のテキストや新人歯科衛生士の教育に最適.

見るハンドブック

歯科衛生士養成施設の実習用テキストに最適！

保存修復編
☆コンポジットレジン修復の流れと，おもな使用器材
☆5級・くさび状欠損修復（頬舌側歯頸部修復）
☆3級修復（前歯部隣接面修復）
☆2級修復（臼歯部隣接面修復）
☆トッフルマイヤー型マトリックスリテーナーの使用方法　他

歯内療法編
☆抜髄・感染根管治療
☆根管充填

☆細菌培養検査

歯周治療編
☆基本セット
☆器材の返却
☆超音波スケーラーと手用スケーラーおよび特殊な歯周プローブ
☆PMTCに用いる器具
☆歯垢染め出し剤
☆超音波チップやコントラ用器具の着脱
☆表面麻酔　他

付 歯科のレーザー治療について

歯周外科処置の器材準備

歯前のユニットの準備
基本セット, ポケット探針, カートリッジ注射器, 歯科用カートリッジ, 表面麻酔, ワセリン, 滅菌綿棒, 体温計, ロールワッテ, 注射針

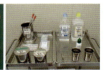
手術室のワゴン上の準備
せっし立て（せっし2本）, 注射針, 歯科用カートリッジ, アルコールワッテ, オキシドール綿球, ハイアミン綿球, 注射用水, 生理食塩水, ネオステリングリーン, 布鉗子, 滅菌コップ

患者には，術前にネオステリングリーンで含嗽してもらう.

歯周外科器具セット
滅菌後, 手術室の棚に保管する.

自動血圧計（保存科入口に設置）
手術室入室前に，患者に血圧と脈拍を測定してもらう.

手術室入室時, 患者の体温測定を行う.

生体情報モニタ
手術中の血圧, 脈拍, 酸素飽和度を測定する. 患者の顔面にドレープをかけるため, 顔色や表情が見えないので, 状態を把握するうえでモニタリングが必要になる.

デジタル自動血圧計
診療時の浸潤麻酔前や, 患者の急変時に測定できるように, 保存科外来ではユニット8台に設置されている.

手洗い

❶サージキャップ，シールド付きマスク, 滅菌グローブを用意する.

❷まず初めに，シールド付きマスクを着用する.

❸続いて，サージキャップを着用する.

❹耳や，束ねたうしろ髪が完全に覆われるようにする.

❺手洗いを行う前に, 滅菌グローブを開封する.

❻グローブに触れないように中の袋を開く.

❼続いて, 手洗いを開始する. 肘でレバー操作を行う.

❽手指用殺菌消毒剤を手掌に出す.

❾指先から左右の指を1本ずつ洗う.

❿続いて, 指の間（水かきの部分）, 手の甲や手首などを洗う.

⓫その後, 肘上まで手揉み洗いを行う.

⓬手洗いが終わったら, 指先から消毒剤を洗い流す.